Indijos Skonių Knyga 2023

Patirkite Nepakartojamus Indijos Patiekalus Namuose!

Norberta Volodzkaitė

Turinys

Kele ki Bhaji 18
    Ingridientai 18
    Metodas 18
Kokoso Kathal 20
    Ingridientai 20
    Dėl žolelių: 20
    Metodas 21
Aštrūs jamo griežinėliai 22
    Ingridientai 22
    Metodas 23
masala yam 24
    Ingridientai 24
    Metodas 24
Burokėlių Masala 26
    Ingridientai 26
    Metodas 27
masala pupelių daigai 28
    Ingridientai 28
    Metodas 29
Mirchas Masala 30
    Ingridientai 30
    Metodas 31
Cadhi pomidoras 32

- Ingridientai 32
- Metodas 33
- Daržovių Kolhapuri 34
  - Ingridientai 34
  - Metodas 35
- Undhiyu 36
  - Ingridientai 36
  - Dėl mutijų: 37
  - Metodas 37
- Bananų karis Kofta 38
  - Ingridientai 38
  - Dėl kario: 38
  - Metodas 39
- Svogūnų kartusis moliūgas 40
  - Ingridientai 40
  - Metodas 41
- Sukha Khatta Chana 42
  - Ingridientai 42
  - Metodas 43
- Bharvanas Karela 44
  - Ingridientai 44
  - Įdarui: 44
  - Metodas 45
- Kofta karis kopūstai 46
  - Ingridientai 46
  - Padažui: 46
  - Metodas 47

Ananasų Gojju 48
    Ingridientai 48
    Prieskonių mišiniui: 48
    Metodas 49
Gojju kartusis moliūgas 50
    Ingridientai 50
    Metodas 51
Bainganas Mirchi ka Salanas 52
    Ingridientai 52
    Metodas 53
Vištiena su žaliomis daržovėmis 55
    Ingridientai 55
    Metodas 55
    Dėl marinato: 56
Vištiena Tikka Masala 57
    Ingridientai 57
    Metodas 58
Vištiena įdaryta žolelėmis sodrame padaže 59
    Ingridientai 59
    Metodas 60
Aštri vištienos masala 62
    Ingridientai 62
    Metodas 63
Kašmyro vištiena 64
    Ingridientai 64
    Metodas 65
Romas ir vištiena 66

Ingridientai 66

Metodas 67

Vištiena Shahjahani 68

Ingridientai 68

Metodas 69

velykinė vištiena 70

Ingridientai 70

Metodas 71

Aštri antis su bulvėmis 72

Ingridientai 72

Metodas 73

Moilė antis 74

Ingridientai 74

Metodas 75

Bharwa Murgh Kaju 76

Ingridientai 76

Metodas 77

Jogurtinė vištiena Masala 79

Ingridientai 79

Metodas 80

Vištiena Dhansak 82

Ingridientai 82

Metodas 83

Chatpata Kip 85

Ingridientai 85

Dėl marinato: 86

Metodas 86

Anties masala su kokosų pienu 87
    Ingridientai 87
    Prieskonių mišiniui: 87
    Metodas 88
Vištiena Dil Bahar 89
    Ingridientai 89
    Metodas 90
Dumka Murgh 92
    Ingridientai 92
    Metodas 93
Murgh Kheema Masala 94
    Ingridientai 94
    Metodas 95
Įdaryta vištiena Nawabi 96
    Ingridientai 96
    Įdarui: 96
    Metodas 97
Murgh ke Nazaré 99
    Ingridientai 99
    Padažui: 100
    Metodas 101
Murgh Pasanda 102
    Ingridientai 102
    Metodas 103
Murgh Masala 104
    Ingridientai 104
    Prieskonių mišiniui: 104

Metodas 105
Bohri vištienos kremas 106
    Ingridientai 106
    Metodas 107
Jhatpat Murgh 108
    Ingridientai 108
    Metodas 108
Žalias vištienos karis 109
    Ingridientai 109
    Metodas 110
Murgh Bharta 111
    Ingridientai 111
    Metodas 111
Vištiena su Ajowan sėklomis 112
    Ingridientai 112
    Metodas 113
Špinatų vištienos tikka 114
    Ingridientai 114
    Dėl marinato: 114
    Metodas 115
Vištiena Yakhni 116
    Ingridientai 116
    Metodas 117
Čili vištiena 118
    Ingridientai 118
    Metodas 118
Pipirinė vištiena 119

Ingridientai 119

Metodas 120

Murgh Bagan-e-Bahar 121

Ingridientai 121

Metodas 122

Sviesto vištiena 123

Ingridientai 123

Metodas 124

Vištienos sukha 125

Ingridientai 125

Metodas 126

Indijos kepta vištiena 127

Ingridientai 127

Metodas 128

Aštrus skrebulys 129

Ingridientai 129

Metodas 129

Vištienos karis su džiovintais kokosais 130

Ingridientai 130

Metodas 131

Viena vištiena 132

Ingridientai 132

Metodas 133

pietinis vištienos karis 134

Ingridientai 134

Dėl žolelių: 135

Metodas 135

Kokosų pieno vištienos troškinys 136
   Ingridientai 136
   Metodas 137
Čandis Tikka 138
   Ingridientai 138
   Metodas 139
Tandoori vištiena 140
   Ingridientai 140
   Metodas 141
Murgh Lajawab 142
   Ingridientai 142
   Metodas 143
Vištiena Lahori 144
   Ingridientai 144
   Metodas 145
Vištienos kepenėlės 146
   Ingridientai 146
   Metodas 146
Baltijos vištiena 147
   Ingridientai 147
   Metodas 148
Aštri vištiena 149
   Ingridientai 149
   Metodas 150
Vištiena Dilruba 151
   Ingridientai 151
   Metodas 152

Kepti vištienos sparneliai 153
    Ingridientai 153
    Metodas 153
Murgh Mussalamas 154
    Ingridientai 154
    Metodas 155
Vištienos malonumas 156
    Ingridientai 156
    Metodas 157
Sūdyta vištiena 158
    Ingridientai 158
    Metodas 159
Kepta vištiena Tikka 160
    Ingridientai 160
    Metodas 161
Vištienos Seekh 162
    Ingridientai 162
    Metodas 162
Nadanas Kojikari 163
    Ingridientai 163
    Metodas 164
Mamos vištiena 165
    Ingridientai 165
    Metodas 166
Methi Kip 167
    Ingridientai 167
    Metodas 168

Aštrios vištienos kulšelės 169
   Ingridientai 169
   Prieskonių mišiniui: 169
   Metodas 170
Dieterio vištienos karis 171
   Ingridientai 171
   Metodas 172
dangiška vištiena 173
   Ingridientai 173
   Prieskonių mišiniui: 173
   Metodas 174
Vištiena Rizala 175
   Ingridientai 175
   Metodas 176
Nustebink Kipą 177
   Ingridientai 177
   Metodas 178
Vištiena su sūriu 179
   Ingridientai 179
   Dėl marinato: 179
   Metodas 180
Jautienos Korma 181
   Ingridientai 181
   Prieskonių mišiniui: 181
   Metodas 182
Dal Kheema 183
   Ingridientai 183

Prieskonių mišiniui: 184
Metodas 184
Kiaulienos karis 185
   Ingridientai 185
   Prieskonių mišiniui: 185
   Metodas 186
Shikampoor kebabas 187
   Ingridientai 187
   Metodas 188
specialios avys 190
   Ingridientai 190
   Prieskonių mišiniui: 190
   Metodas 191
Žali masala kotletai 192
   Ingridientai 192
   Prieskonių mišiniui: 192
   Metodas 193
Sluoksniuotas kebabas 194
   Ingridientai 194
   Baltam sluoksniui: 194
   Žaliam sluoksniui: 194
   Oranžiniam sluoksniui: 195
   Mėsos sluoksniui: 195
   Metodas 195
Barrah čempionas 197
   Ingridientai 197
   Metodas 198

avienos marinatas 199
   Ingridientai 199
   Metodas 200
Goa avienos karis 201
   Ingridientai 201
   Prieskonių mišiniui: 201
   Metodas 202
Bagara mėsa 203
   Ingridientai 203
   Prieskonių mišiniui: 203
   Metodas 204
Kepenys kokosų piene 205
   Ingridientai 205
   Prieskonių mišiniui: 205
   Metodas 206
Avienos Masala su jogurtu 207
   Ingridientai 207
   Prieskonių mišiniui: 207
   Metodas 208
Korma į Khada Masala 209
   Ingridientai 209
   Metodas 210
Avienos ir inkstų karis 212
   Ingridientai 212
   Prieskonių mišiniui: 213
   Metodas 213
Goshtas Gulfamas 215

Ingridientai 215
Padažui: 215
Metodas 216

Kele ki Bhaji

(Nesubrendęs bananų karis)

4 asmenims

Ingridientai

6 neprinokę bananai, nulupti ir supjaustyti 1 colio storio gabalėliais

Druska pagal skonį

3 šaukštai rafinuoto augalinio aliejaus

1 didelis svogūnas, plonais griežinėliais

2 skiltelės česnako, sutrintos

2-3 žalios paprikos, supjaustytos išilgai

1 cm imbiero šaknis

1 arbatinis šaukštelis ciberžolės

½ arbatinio šaukštelio kmynų sėklų

½ šviežio kokoso, tarkuoto

Metodas

- Valandai bananus pamirkykite šaltame vandenyje ir pasūdykite. Nusausinkite ir rezervuokite.

- Puode įkaitinkite aliejų. Sudėkite svogūną, česnaką, žaliąsias paprikas ir imbierą. Troškinkite ant vidutinės ugnies, kol svogūnas paruduos.

- Suberkite bananus ir ciberžolę, kmynus ir druską. Gerai ismaisyti. Uždenkite dangčiu ir virkite ant silpnos ugnies 5-6 minutes.

- Suberkite kokosą, lengvai išmaišykite ir virkite 2-3 minutes. Patiekite karštą.

Kokoso Kathal

(Žaliasis kokosinis džekfrutas)

4 asmenims

Ingridientai

500 g/1 svaras 2 uncijos neprinokusių jackvaisių*, nulupti ir susmulkinti

500 ml / 16fl oz vandens

Druska pagal skonį

100 ml garstyčių aliejaus

2 lauro lapai

1 arbatinis šaukštelis kmynų sėklų

1 arbatinis šaukštelis imbiero pastos

250 ml/8 fl oz kokosų pieno

cukraus pagal skonį

Dėl žolelių:

75 g / 2½ uncijos ghi

1 cm/½ cinamono

4 žalios kardamono ankštys

1 arbatinis šaukštelis čili miltelių

2 žalios paprikos, supjaustytos išilgai

Metodas

- Džekfrutų gabaliukus sumaišykite su vandeniu ir druska. Virkite šį mišinį puode ant vidutinės ugnies 30 minučių. Nusausinkite ir rezervuokite.

- Puode įkaitinkite garstyčių aliejų. Suberkite lauro lapus ir kmynų sėklas. Leiskite jiems spjauti 15 sekundžių.

- Įpilkite jackfrutų ir imbiero pastos, kokosų pieno ir cukraus. Virkite 3-4 minutes nuolat maišydami. Padėkite į šalį.

- Keptuvėje įkaitinkite ghi. Sudėkite prieskonių ingredientus. Kepkite 30 sekundžių.

- Supilkite šį mišinį ant jackfruit mišinio. Patiekite karštą.

Aštrūs jamo griežinėliai

4 asmenims

Ingridientai

500 g / 1 svaras 2 uncijos jamo

1 vidutinis svogūnas

1 arbatinis šaukštelis imbiero pastos

1 arbatinis šaukštelis česnako pasta

1 arbatinis šaukštelis čili miltelių

1 šaukštelis maltos kalendros

4 gvazdikėliai

1 cm/½ cinamono

4 žalios kardamono ankštys

½ šaukštelio pipirų

50 g kalendros lapelių

50 g mėtų lapelių

Druska pagal skonį

Rafinuotas augalinis aliejus kepimui

Metodas

- Nulupkite javus ir supjaustykite 1 cm storio griežinėliais. Garuose 5 minutes. Padėkite į šalį.

- Likusius ingredientus, išskyrus aliejų, sutrinkite iki vientisos masės.

- Tepkite pasta ant abiejų jamo griežinėlių pusių.

- Nelipnioje keptuvėje įkaitinkite aliejų. Sudėkite jamo griežinėlius. Kepkite iš abiejų pusių, kol apskrus, kraštus įpylę šiek tiek aliejaus. Patiekite karštą.

masala yam

4 asmenims

Ingridientai

400 g jamo, nulupti ir supjaustyti kubeliais

750 ml / 1¼ pintos vandens

Druska pagal skonį

3 šaukštai rafinuoto augalinio aliejaus

garstyčių sėklos

2 sveiki raudonieji pipirai, stambiai supjaustyti

šaukštelis ciberžolė

šaukštelis maltų kmynų

1 šaukštelis maltos kalendros

3 šaukštai žemės riešutų, grubiai susmulkintų

Metodas

- Jamą su vandeniu ir druska virkite keptuvėje 30 minučių. Nusausinkite ir rezervuokite.

- Puode įkaitinkite aliejų. Sudėkite garstyčių sėklas ir raudonųjų pipirų gabalėlius. Leiskite jiems spjauti 15 sekundžių.

- Sudėkite likusius ingredientus ir virtą džemą. Gerai ismaisyti. Virkite ant mažos ugnies 7–8 minutes. Patiekite karštą

Burokėlių Masala

4 asmenims

Ingridientai

2 šaukštai rafinuoto augalinio aliejaus

3 nedideli svogūnai, smulkiai pjaustyti

½ arbatinio šaukštelio imbiero pastos

½ arbatinio šaukštelio česnako pastos

3 žalios paprikos, supjaustytos išilgai

3 burokėliai, nulupti ir supjaustyti

šaukštelis ciberžolė

1 šaukštelis maltos kalendros

šaukštelis garam masala

Druska pagal skonį

125 g/4½ uncijos pomidorų tyrės

1 valgomasis šaukštas kapotų kalendros lapelių

Metodas

- Puode įkaitinkite aliejų. Sudėkite svogūnus. Kepkite juos ant vidutinės ugnies iki skaidrumo.

- Įpilkite imbiero pastos, česnako pastos ir žaliosios paprikos. Kepkite ant silpnos ugnies 2-3 minutes.

- Sudėkite burokėlius, ciberžolę, maltą kalendrą, garam masala, druską ir pomidorų pastą. Gerai ismaisyti. Virkite 7-8 minutes. Papuoškite kalendros lapeliais. Patiekite karštą.

masala pupelių daigai

4 asmenims

Ingridientai

2 šaukštai rafinuoto augalinio aliejaus

3 nedideli svogūnai, smulkiai pjaustyti

4 žalios paprikos, smulkiai pjaustytos

½ colio / 1 cm imbiero šaknis, susmulkinta

8 sutrintos česnako skiltelės

šaukštelis ciberžolė

1 šaukštelis maltos kalendros

2 pomidorai, smulkiai pjaustyti

200g/7oz daigintų mung pupelių, virtų garuose

Druska pagal skonį

1 valgomasis šaukštas kapotų kalendros lapelių

Metodas

- Puode įkaitinkite aliejų. Sudėkite svogūnus, žaliąsias paprikas, imbierą ir česnaką. Troškinkite mišinį ant vidutinės ugnies, kol svogūnai paruduos.

- Sudėkite likusius ingredientus, išskyrus kalendros lapus. Gerai ismaisyti. Virkite mišinį ant silpnos ugnies 8–10 minučių, retkarčiais pamaišydami.

- Papuoškite kalendros lapeliais. Patiekite karštą.

Mirchas Masala

(aštrūs žalieji pipirai)

4 asmenims

Ingridientai

100 g špinatų, smulkiai pjaustytų

10 g ožragės lapų, smulkiai pjaustytų

25 g/maži kalendros lapeliai, smulkiai pjaustyti

3 žalios paprikos, supjaustytos išilgai

60 ml vandens

3½ šaukštai rafinuoto augalinio aliejaus

2 šaukštai bezano*

1 didelė bulvė, virta ir sutrinta

šaukštelis ciberžolė

2 arbatinius šaukštelius maltos kalendros

½ arbatinio šaukštelio čili miltelių

Druska pagal skonį

8 mažos žaliosios paprikos, be sėklų ir be sėklų

1 didelis svogūnas, smulkiai pjaustytas

2 pomidorai, smulkiai pjaustyti

Metodas

- Špinatus, ožragę, kalendros lapus ir paprikas sumaišykite su vandeniu. Garinkite mišinį 15 minučių. Nusausinkite šį mišinį ir sutrinkite į tyrę.

- Keptuvėje įkaitinkite pusę aliejaus. Sudėkite bezaną, bulves, ciberžolę, maltą kalendrą, čili miltelius, druską ir špinatų pastą. Gerai ismaisyti. Šį mišinį kepkite ant vidutinės ugnies 3-4 minutes. Nuimkite nuo ugnies.

- Šiuo mišiniu įdarykite žaliąsias paprikas.

- Keptuvėje įkaitinkite ½ šaukšto aliejaus. Sudėkite įdarytas paprikas. Kepkite ant vidutinės ugnies 7-8 minutes, retkarčiais apversdami. Padėkite į šalį.

- Keptuvėje įkaitinkite likusį aliejų. Sudėkite svogūną. Kepkite ant vidutinės ugnies, kol paruduos. Sudėkite pomidorus ir keptas įdarytas paprikas. Gerai ismaisyti. Uždenkite dangčiu ir virkite ant silpnos ugnies 4-5 minutes. Patiekite karštą.

Cadhi pomidoras

(Pomidoras gramų miltų padaže)

4 asmenims

Ingridientai

2 šaukštai bezano*

120 ml vandens

3 šaukštai rafinuoto augalinio aliejaus

½ arbatinio šaukštelio garstyčių sėklų

½ arbatinio šaukštelio ožragės sėklų

½ arbatinio šaukštelio kmynų sėklų

2 žalios paprikos supjaustytos išilgai

8 kario lapeliai

1 arbatinis šaukštelis čili miltelių

2 arbatinius šaukštelius cukraus

150 g/5½ uncijos šaldytų daržovių mišinių

Druska pagal skonį

8 pomidorai, blanširuoti ir sutrinti

2 šaukštai kalendros lapų, smulkiai pjaustytų

Metodas

- Sumaišykite pupeles su vandeniu, kad susidarytų lygi pasta. Padėkite į šalį.

- Puode įkaitinkite aliejų. Įpilkite garstyčių, ožragės ir kmynų sėklų, žaliųjų čili pipirų, kario lapelių, čili miltelių ir cukraus. Leiskite jiems spjauti 30 sekundžių.

- Pridėti daržovių ir druskos. Kepkite mišinį minutę ant vidutinės ugnies.

- Sudėkite pomidorų tyrę. Gerai ismaisyti. Virkite mišinį ant silpnos ugnies 5 minutes.

- Įpilkite bezano pastos. Virkite dar 3-4 minutes.

- Kadhi papuoškite kalendros lapeliais. Patiekite karštą.

Daržovių Kolhapuri

(Aštrių daržovių mišinys)

4 asmenims

Ingridientai

200g/7oz šaldytų daržovių mišinių

125 g/4½ uncijos šaldytų žirnių

500 ml / 16fl oz vandens

2 raudonos paprikos

2,5 cm / 1 colio imbiero šaknis

8 skiltelės česnako

2 žalios paprikos

50 g smulkiai pjaustytų kalendros lapelių

3 šaukštai rafinuoto augalinio aliejaus

3 nedideli svogūnai, smulkiai pjaustyti

3 pomidorai, smulkiai pjaustyti

šaukštelis ciberžolė

šaukštelis maltos kalendros

Druska pagal skonį

Metodas

- Daržoves ir žirnius sumaišykite su vandeniu. Virkite mišinį puode ant vidutinės ugnies 10 minučių. Padėkite į šalį.

- Raudonąsias paprikas, imbierą, česnaką, žaliąsias paprikas ir kalendros lapus sumalkite į smulkią tyrę.

- Keptuvėje įkaitinkite aliejų. Įpilkite maltų raudonųjų pipirų imbiero pastos ir svogūnų. Kepkite mišinį ant vidutinės ugnies 2 minutes.

- Suberkite pomidorus, ciberžolę, maltą kalendrą ir druską. Kepkite šį mišinį 2-3 minutes, retkarčiais pamaišydami.

- Sudėkite virtas daržoves. Gerai ismaisyti. Uždenkite dangčiu ir virkite mišinį ant silpnos ugnies 5-6 minutes, dažnai maišydami.

- Patiekite karštą.

Undhiyu

(Gudžarati sumaišytos daržovės su koldūnais)

4 asmenims

Ingridientai

2 didelės bulvės, nuskustos

250 g pupelių ankštyse

1 neprinokęs bananas, nuluptas

20 g/¾oz jamo, nulupti

2 nedideli baklažanai

60g/2oz šviežio kokoso, tarkuoto

8 skiltelės česnako

2 žalios paprikos

2,5 cm / 1 colio imbiero šaknis

100 g smulkiai pjaustytų kalendros lapelių

Druska pagal skonį

60 ml/2fl oz rafinuoto augalinio aliejaus ir papildomai kepimui

Žiupsnelis asafoetida

½ arbatinio šaukštelio garstyčių sėklų

250 ml / 8fl oz vandens

Dėl mutijų:

60 g / 2 uncijos pupelės*

25 g/bit šviežių ožragės lapų, smulkiai pjaustytų

½ arbatinio šaukštelio imbiero pastos

2 žalios paprikos, smulkiai pjaustytos

Metodas

- Bulves, pupeles, bananą, jamą ir baklažaną supjaustykite kubeliais. Padėkite į šalį.
- Kokosą, česnaką, žaliąsias paprikas, imbierą ir kalendros lapus sutrinkite į pastą. Sumaišykite šią pastą su kubeliais pjaustytomis daržovėmis ir druska. Padėkite į šalį.
- Sumaišykite visus muthia ingredientus. Sumaišykite mišinį į kietą tešlą. Tešlą padalinkite į graikinio riešuto dydžio rutuliukus.
- Keptuvėje įkaitinkite aliejų. Pridėti muthias. Kepkite juos ant vidutinės ugnies iki auksinės rudos spalvos. Nusausinkite ir rezervuokite.
- Puode įkaitinkite likusį aliejų. Suberkite asafoetidą ir garstyčių sėklas. Leiskite jiems spjauti 15 sekundžių.
- Įpilkite vandens, supilkite mutias ir sumaišykite daržoves. Gerai ismaisyti. Uždenkite dangčiu ir troškinkite 20 minučių, dažnai maišydami. Patiekite karštą.

Bananų karis Kofta

4 asmenims

Ingridientai
Dėl koftų:

2 neprinokę bananai, virti ir nulupti

2 didelės bulvės, virtos ir nuluptos

3 žalios paprikos, smulkiai pjaustytos

1 didelis svogūnas, smulkiai pjaustytas

1 valgomasis šaukštas kalendros lapų, smulkiai pjaustytų

1 valgomasis šaukštas bezano*

½ arbatinio šaukštelio čili miltelių

Druska pagal skonį

Ghi kepimui

Dėl kario:

75 g / 2½ uncijos ghi

1 didelis svogūnas, smulkiai pjaustytas

10 sutrintų česnako skiltelių

1 valgomasis šaukštas maltos kalendros

1 arbatinis šaukštelis garam masala

2 pomidorai, smulkiai pjaustyti

3 kario lapeliai

Druska pagal skonį

250 ml / 8fl oz vandens

½ šaukštelio kalendros lapų, smulkiai pjaustytų

Metodas

- Bananus ir bulves sutrinkite kartu.
- Sumaišykite su likusiais kofta ingredientais, išskyrus ghi. Suminkykite šį mišinį į tvirtą tešlą. Norėdami pagaminti koftą, tešlą padalinkite į graikinio riešuto dydžio rutuliukus.
- Įkaitinkite ghi, kad pakeptų keptuvėje. Sudėkite koftas. Kepkite juos ant vidutinės ugnies iki auksinės rudos spalvos. Nusausinkite ir rezervuokite.
- Kariui keptuvėje įkaitinkite ghi. Pridėti svogūną ir česnaką. Troškinkite ant vidutinės ugnies, kol svogūnas taps skaidrus. Suberkite maltą kalendrą ir garam masala. Kepkite 2-3 minutes.
- Įpilkite pomidorų, kario lapelių, druskos ir vandens. Gerai ismaisyti. Virkite mišinį 15 minučių, retkarčiais pamaišydami.
- Sudėkite keptą koftą. Uždenkite dangčiu ir troškinkite 2-3 minutes.
- Papuoškite kalendros lapeliais. Patiekite karštą.

Svogūnų kartusis moliūgas

4 asmenims

Ingridientai

500 g / 1 svaras 2 uncijos karčiųjų moliūgų*

Druska pagal skonį

750 ml / 1¼ pintos vandens

4 šaukštai rafinuoto augalinio aliejaus

½ arbatinio šaukštelio kmynų sėklų

½ arbatinio šaukštelio garstyčių sėklų

Žiupsnelis asafoetida

½ arbatinio šaukštelio imbiero pastos

½ arbatinio šaukštelio česnako pastos

2 dideli svogūnai, smulkiai pjaustyti

½ arbatinio šaukštelio ciberžolės

1 arbatinis šaukštelis čili miltelių

1 arbatinis šaukštelis maltų kmynų

1 šaukštelis maltos kalendros

1 arbatinis šaukštelis cukraus

1 citrinos sultys

1 valgomasis šaukštas kalendros lapų, smulkiai pjaustytų

Metodas

- Karčiuosius moliūgus nulupkite ir supjaustykite plonais griežinėliais. Išmeskite sėklas.
- Virkite juos su druska ir vandeniu puode ant vidutinės ugnies 5-7 minutes. Nukelkite nuo ugnies, nusausinkite ir išgręžkite vandenį, atidėkite.
- Puode įkaitinkite aliejų. Suberkite kmynus ir garstyčių sėklas. Leiskite jiems spjauti 15 sekundžių.
- Įpilkite asafoetidos, imbiero pastos ir česnako pastos. Kepkite mišinį minutę ant vidutinės ugnies.
- Sudėkite svogūnus. Kepkite juos 2-3 minutes.
- Suberkite ciberžolę, čili miltelius, maltus kmynus ir maltą kalendrą. Gerai ismaisyti.

- Įpilkite karčiojo moliūgo, cukraus ir citrinos sulčių. Gerai ismaisyti. Uždenkite dangčiu ir virkite mišinį ant silpnos ugnies 6-7 minutes, dažnai maišydami.
- Papuoškite kalendros lapeliais. Patiekite karštą.

Sukha Khatta Chana

(džiovinti rūgštūs avinžirniai)

4 asmenims

Ingridientai

4 juodųjų pipirų žirneliai

2 gvazdikėliai

2,5 cm cinamono

½ arbatinio šaukštelio kalendros sėklų

½ arbatinio šaukštelio juodųjų kmynų sėklų

½ arbatinio šaukštelio kmynų sėklų

500 g/1 svaras 2 uncijos avinžirnių, mirkyti per naktį

Druska pagal skonį

1 litras / 1¾ pintos vandens

1 valgomasis šaukštas džiovintų granatų sėklų

Druska pagal skonį

½ colio / 1 cm imbiero šaknis, smulkiai pjaustyta

1 žalias čili pipiras, smulkiai pjaustytas

2 arbatiniai šaukšteliai tamarindo pastos

2 šaukštai ghi

1 maža bulvė, supjaustyta kubeliais

1 pomidoras, smulkiai pjaustytas

Metodas

- Prieskonių mišiniui pipirų žirnelius, gvazdikėlius, cinamoną, kalendras, juodųjų kmynų sėklas ir kmynų sėklas sutrinkite iki smulkių miltelių. Padėkite į šalį.
- Avinžirnius sumaišykite su druska ir vandeniu. Šį mišinį virkite puode ant vidutinės ugnies 45 minutes. Padėkite į šalį.
- Granatų sėklas paskrudinkite keptuvėje ant vidutinės ugnies 2-3 minutes. Nukelkite nuo ugnies ir sumalkite iki miltelių. Sumaišykite su druska ir mišinį paskrudinkite dar 5 minutes. Perkelkite į puodą.
- Įpilkite imbiero, žaliųjų pipirų ir tamarindo pastos. Virkite šį mišinį ant vidutinės ugnies 4-5 minutes. Įpilkite maltų prieskonių mišinio. Gerai išmaišykite ir atidėkite.
- Kitoje keptuvėje įkaitinkite ghi. Sudėkite bulves. Kepkite juos ant vidutinės ugnies iki auksinės rudos spalvos.
- Į išvirtus avinžirnius suberkite keptas bulves. Taip pat įpilkite tamarindo ir maltų prieskonių mišinio.
- Gerai išmaišykite ir virkite ant silpnos ugnies 5-6 minutes.

Bharvanas Karela

(įdarytas kartaus moliūgas)

4 asmenims

Ingridientai

500 g/1 svaras 2 uncijos mažų karčiųjų moliūgų*

Druska pagal skonį

1 arbatinis šaukštelis ciberžolės

Rafinuotas augalinis aliejus kepimui

Įdarui:

5-6 žalios paprikos

2,5 cm / 1 colio imbiero šaknis

12 skiltelių česnako

3 maži svogūnai

1 valgomasis šaukštas rafinuoto augalinio aliejaus

4 didelės bulvės, virtos ir sutrintos

½ arbatinio šaukštelio ciberžolės

½ arbatinio šaukštelio čili miltelių

1 arbatinis šaukštelis maltų kmynų

1 šaukštelis maltos kalendros

Žiupsnelis asafoetida

Druska pagal skonį

Metodas

- Nulupkite karčiuosius moliūgus. Atsargiai perpjaukite juos per pusę išilgai, palikite dugną nepažeistą. Pašalinkite sėklas ir minkštimą ir išmeskite. Išorinius lukštus įtrinkite druska ir ciberžole. Atidėkite juos 4-5 valandoms.
- Įdarui papriką, imbierą, česnaką ir svogūnus sutrinkite į tyrę. Padėkite į šalį.
- Keptuvėje įkaitinkite 1 valgomąjį šaukštą aliejaus. Įpilkite svogūnų-imbiero-česnako pastos. Kepkite 2-3 minutes ant vidutinės ugnies.
- Sudėkite likusius įdaro ingredientus. Gerai ismaisyti. Kepkite mišinį ant vidutinės ugnies 3-4 minutes.
- Nukelkite nuo ugnies ir leiskite mišiniui atvėsti. Šiuo mišiniu įdarykite moliūgą. Kiekvieną moliūgą suriškite siūlu, kad kepant neiškristų įdaras.
- Keptuvėje įkaitinkite aliejų. Pridėti įdarytą moliūgą. Kepkite ant vidutinės ugnies iki rudos ir traškios, reguliariai vartydami.
- Atskirkite karčiuosius moliūgus ir išmeskite siūlus. Patiekite karštą.

Kofta karis kopūstai

(kopūstų kukuliai padaže)

4 asmenims

Ingridientai

1 didelis kopūstas, tarkuotas

250 g / 9 uncijos bezano*

Druska pagal skonį

Rafinuotas augalinis aliejus kepimui

2 šaukštai kalendros lapelių, papuošti

Padažui:

3 šaukštai rafinuoto augalinio aliejaus

3 lauro lapai

1 juodasis kardamonas

1 cm/½ cinamono

1 gvazdikėlis

1 didelis svogūnas, smulkiai supjaustyta

2,5 cm imbiero šaknis, supjaustyta julienne

3 pomidorai, smulkiai pjaustyti

1 šaukštelis maltos kalendros

1 arbatinis šaukštelis maltų kmynų

Druska pagal skonį

250 ml / 8fl oz vandens

Metodas

- Kopūstus, bezaną ir druską suminkykite į minkštą tešlą. Tešlą padalinkite į graikinio riešuto dydžio rutuliukus.
- Keptuvėje įkaitinkite aliejų. Sudėkite rutuliukus. Kepkite juos ant vidutinės ugnies iki auksinės rudos spalvos. Nusausinkite ir rezervuokite.
- Padažui keptuvėje įkaitiname aliejų. Sudėkite lauro lapus, kardamoną, cinamoną ir gvazdikėlius. Leiskite jiems spjauti 30 sekundžių.
- Pridėti svogūną ir imbierą. Šį mišinį troškinkite ant vidutinės ugnies, kol svogūnas taps skaidrus.
- Sudėkite pomidorus, maltas kalendras ir maltus kmynus. Gerai ismaisyti. Kepkite 2-3 minutes.
- Įpilkite druskos ir vandens. Maišykite vieną minutę. Uždenkite dangčiu ir troškinkite 5 minutes.
- Atidarykite keptuvę ir sudėkite kofta rutuliukus. Troškinkite dar 5 minutes, retkarčiais pamaišydami.
- Papuoškite kalendros lapeliais. Patiekite karštą.

Ananasų Gojju

(Aštrus ananasų kompotas)

4 asmenims

Ingridientai

3 šaukštai rafinuoto augalinio aliejaus

250 ml / 8fl oz vandens

1 šaukštelis garstyčių sėklų

6 kario lapai, sumušti

Žiupsnelis asafoetida

½ arbatinio šaukštelio ciberžolės

Druska pagal skonį

400g/14oz ananasų, susmulkintų

Prieskonių mišiniui:

4 šaukštai šviežių kokosų, tarkuotų

3 žalios paprikos

2 raudonos paprikos

½ arbatinio šaukštelio pankolio sėklų

½ arbatinio šaukštelio ožragės sėklų

1 arbatinis šaukštelis kmynų sėklų

2 arbatiniai šaukšteliai kalendros sėklų

1 nedidelė kalendros lapelių ryšelis

1 gvazdikėlis

2-3 pipirų

Metodas

- Sumaišykite visus prieskonių mišinio ingredientus.
- Keptuvėje įkaitinkite 1 šaukštą aliejaus. Sudėkite prieskonių mišinį. Kepkite 1-2 minutes ant vidutinės ugnies, dažnai maišydami. Nukelkite nuo ugnies ir sutrinkite su puse vandens iki vientisos masės. Padėkite į šalį.
- Keptuvėje įkaitinkite likusį aliejų. Sudėkite garstyčių sėklas ir kario lapelius. Leiskite jiems spjauti 15 sekundžių.
- Įdėkite asafoetidą, ciberžolę ir druską. Kepame minutę.
- Įpilkite ananasų, prieskonių mišinio pastos ir likusį vandenį. Gerai ismaisyti. Uždenkite dangčiu ir troškinkite 8-12 minučių. Patiekite karštą.

Gojju kartusis moliūgas

(Aštrus kartaus moliūgų kompotas)

4 asmenims

Ingridientai

Druska pagal skonį

4 dideli kartieji moliūgai*, nulupti, perpjauti išilgai, išskobti sėklas ir supjaustyti griežinėliais

6 šaukštai rafinuoto augalinio aliejaus

1 šaukštelis garstyčių sėklų

8-10 kario lapelių

1 didelis svogūnas, sutarkuotas

3-4 sutrintos česnako skiltelės

2 arbatinius šaukštelius čili miltelių

1 arbatinis šaukštelis maltų kmynų

½ arbatinio šaukštelio ciberžolės

1 šaukštelis maltos kalendros

2 arbatiniai šaukšteliai sambhar miltelių*

2 arbatiniai šaukšteliai šviežių kokosų, tarkuotų

1 arbatinis šaukštelis ožragės sėklų, sausai paskrudintų ir sumaltų

2 arbatiniai šaukšteliai baltųjų sezamo sėklų, sausai paskrudintų ir sumaltų

2 šaukštai cukranendrių cukraus*, ištirpęs

½ arbatinio šaukštelio tamarindo pastos

250 ml / 8fl oz vandens

Žiupsnelis asafoetida

Metodas
- Karčiojo moliūgo griežinėlius įtrinkite druska. Sudėkite juos į dubenį ir uždenkite aliuminio folija. Atidėkite 30 minučių. Išgręžkite drėgmės perteklių.
- Keptuvėje įkaitinkite pusę aliejaus. Pridėti karčiųjų moliūgų. Kepkite juos ant vidutinės ugnies iki auksinės rudos spalvos. Padėkite į šalį.
- Kitoje keptuvėje įkaitinkite likusį aliejų. Sudėkite garstyčių sėklas ir kario lapelius. Leiskite jiems spjauti 15 sekundžių.
- Pridėti svogūną ir česnaką. Šį mišinį troškinkite ant vidutinės ugnies, kol svogūnas paruduos.
- Suberkite čili miltelius, maltus kmynus, ciberžolę, maltą kalendrą, sambhar miltelius ir kokosą. Kepkite 2-3 minutes.
- Sudėkite likusius ingredientus, išskyrus vandenį ir asafoetidą. Kepkite dar minutę.
- Įpilkite keptų karčiųjų moliūgų, šiek tiek druskos ir vandens. Gerai ismaisyti. Uždenkite dangčiu ir troškinkite 12-15 minučių.
- Pridėti asafoetidą. Gerai ismaisyti. Patiekite karštą.

Bainganas Mirchi ka Salanas

(Baklažanai ir čili)

4 asmenims

Ingridientai

6 sveiki žali pipirai

4 šaukštai rafinuoto augalinio aliejaus

600 g / 1 svaras 5 uncijų kūdikių baklažanai, supjaustyti ketvirčiais

4 žalios paprikos

1 šaukštelis sezamo sėklų

10 anakardžių riešutų

20-25 žemės riešutai

5 juodųjų pipirų žirneliai

šaukštelis ožragės sėklų

šaukštelis garstyčių sėklų

1 arbatinis šaukštelis imbiero pastos

1 arbatinis šaukštelis česnako pasta

1 šaukštelis maltos kalendros

1 arbatinis šaukštelis maltų kmynų

½ arbatinio šaukštelio ciberžolės

Jogurtas 125 g / 4½ uncijos

2 arbatiniai šaukšteliai tamarindo pastos

3 sveiki raudonieji pipirai

Druska pagal skonį

1 litras / 1¾ pintos vandens

Metodas

- Sėklos ir supjaustykite žaliąsias paprikas ilgomis juostelėmis.
- Keptuvėje įkaitinkite 1 šaukštą aliejaus. Įpilkite žaliųjų pipirų ir virkite ant vidutinės ugnies 1-2 minutes. Padėkite į šalį.
- Kitoje keptuvėje įkaitinkite 2 šaukštus aliejaus. Įpilkite baklažanų ir žaliųjų pipirų. Kepkite 2-3 minutes ant vidutinės ugnies. Padėkite į šalį.
- Įkaitinkite keptuvę ir ant vidutinės ugnies paskrudinkite sezamo sėklas, anakardžius, žemės riešutus ir pipirų žirnelius 1–2 minutes. Nukelkite nuo ugnies ir stambiai sumalkite mišinį.
- Keptuvėje įkaitinkite likusį aliejų. Įpilkite ožragės sėklų, garstyčių sėklų, imbiero pastos, česnako pastos, maltos kalendros, maltų kmynų, ciberžolės ir sezamo sėklų anakardžių mišinio. Kepkite 2-3 minutes ant vidutinės ugnies.
- Sudėkite pakepintas žaliąsias paprikas, troškintus baklažanus ir visus kitus ingredientus. Troškinkite 10-12 minučių.

- Patiekite karštą.

Vištiena su žaliomis daržovėmis

4 asmenims

Ingridientai

750 g/1 svaras 10 uncijų vištiena, supjaustyta į 8 dalis

50 g/1 uncijos špinatų, smulkiai pjaustytų

25 g/bit šviežių ožragės lapų, smulkiai pjaustytų

100 g smulkiai pjaustytų kalendros lapelių

50 g smulkiai pjaustytų mėtų lapelių

6 žalios paprikos, smulkiai pjaustytos

120 ml rafinuoto augalinio aliejaus

2-3 dideli svogūnai, plonais griežinėliais

Druska pagal skonį

Metodas

- Sumaišykite visus marinato ingredientus. Šiuo mišiniu marinuoti vištieną valandą.
- Špinatus, ožragės lapus, kalendros lapus ir mėtų lapus kartu su žaliosiomis paprikomis sutrinkite iki vientisos masės. Sumaišykite šią pastą su marinuota vištiena. Padėkite į šalį.
- Puode įkaitinkite aliejų. Sudėkite svogūnus. Kepkite juos ant vidutinės ugnies iki rudos spalvos.

- Įpilkite vištienos mišinio ir druskos. Gerai ismaisyti. Uždenkite dangčiu ir virkite ant silpnos ugnies 40 minučių, retkarčiais pamaišydami. Patiekite karštą.

Dėl marinato:

1 arbatinis šaukštelis garam masala

1 šaukštelis maltos kalendros

1 arbatinis šaukštelis maltų kmynų

200 g/7 uncijos jogurto

šaukštelis ciberžolė

1 arbatinis šaukštelis čili miltelių

1 arbatinis šaukštelis imbiero pastos

1 arbatinis šaukštelis česnako pasta

Vištiena Tikka Masala

4 asmenims

Ingridientai

200 g/7 uncijos jogurto

½ šaukštelio imbiero pastos

½ šaukštelio česnako pasta

Šiek tiek oranžinių maistinių dažų

2 šaukštai rafinuoto augalinio aliejaus

500 g / 1 svaras 2 uncijos vištienos be kaulų, supjaustytos kąsnio dydžio gabalėliais

1 valgomasis šaukštas sviesto

6 pomidorai, smulkiai pjaustyti

2 dideli svogūnai

½ arbatinio šaukštelio imbiero pastos

½ arbatinio šaukštelio česnako pastos

½ arbatinio šaukštelio ciberžolės

1 valgomasis šaukštas garam masala

1 arbatinis šaukštelis čili miltelių

Druska pagal skonį

1 valgomasis šaukštas kalendros lapų, smulkiai pjaustytų

Metodas

- Tikkai sumaišykite jogurtą, imbiero pastą, česnako pastą, dažus ir 1 šaukštą aliejaus. Šiuo mišiniu marinuoti vištieną 5 valandas.
- Marinuotą vištieną kepkite ant grotelių 10 minučių. Padėkite į šalį.
- Puode įkaitinkite sviestą. Sudėkite pomidorus. Kepkite juos 3-4 minutes ant vidutinės ugnies. Nukelkite nuo ugnies ir sumaišykite iki vientisos masės. Padėkite į šalį.
- Svogūną sutrinkite iki vientisos masės.
- Keptuvėje įkaitinkite likusį aliejų. Įpilkite svogūnų pastos. Kepkite ant vidutinės ugnies, kol paruduos.

- Įpilkite imbiero pastos ir česnako pastos. Kepame minutę.
- Sudėkite ciberžolę, garam masala, čili miltelius ir pomidorų pastą. Gerai ismaisyti. Kepkite mišinį 3-4 minutes.
- Įpilkite druskos ir ant grotelių keptos vištienos. Švelniai maišykite, kol padažas padengs vištieną.
- Papuoškite kalendros lapeliais. Patiekite karštą.

Vištiena įdaryta žolelėmis sodrame padaže

4 asmenims

Ingridientai

½ arbatinio šaukštelio čili miltelių

½ arbatinio šaukštelio garam masala

4 arbatiniai šaukšteliai imbiero pastos

4 arbatiniai šaukšteliai česnako pastos

Druska pagal skonį

8 vištienos krūtinėlės, suplotos

4 dideli svogūnai, smulkiai pjaustyti

5 cm imbiero šaknis, smulkiai supjaustyta

5 žalios paprikos, smulkiai pjaustytos

200 g / 7 uncijos khoya*

2 šaukštai citrinos sulčių

50 g smulkiai pjaustytų kalendros lapelių

15 anakardžių riešutų

5 arbatiniai šaukšteliai džiovintų kokosų

30 g migdolų drožlių

1 šaukštelis šafranas, mirkytas 1 valgomajame šaukšte pieno

150 g / 5½ uncijos ghi

200g/7oz jogurto, plakto

Metodas

- Sumaišykite čili miltelius, garam masala, pusę imbiero pastos, pusę česnako pastos ir šiek tiek druskos. Šiuo mišiniu marinuokite vištienos krūtinėlę 2 valandas.
- Pusę svogūnų sumaišykite su griežinėliais pjaustytu imbieru, žaliaisiais pipirais, khoya, citrinos sultimis, druska ir puse kalendros lapelių. Padalinkite šį mišinį į 8 lygias dalis.
- Uždėkite kiekvieną porciją ant siauro kiekvienos vištienos krūtinėlės galo ir susukite, kad krūtinė būtų sandari. Padėkite į šalį.
- Įkaitinkite orkaitę iki 200°C (400°F, dujinė 6). Įdarytas vištienos krūtinėles sudėkite į riebalais išteptą skardą ir kepkite 15-20 minučių iki auksinės rudos spalvos. Padėkite į šalį.
- Anakardžius ir kokosus sutrinkite į vientisą tyrę. Padėkite į šalį.
- Pamerkite migdolus į šafrano ir pieno mišinį. Padėkite į šalį.
- Keptuvėje įkaitinkite ghi. Sudėkite likusius svogūnus. Kepkite juos ant vidutinės ugnies iki skaidrumo. Įpilkite likusios imbiero pastos ir česnako pastos. Mišinį pakepinkite minutę.
- Įpilkite anakardžių kokoso pastos. Kepame minutę. Įpilkite jogurto ir skrudintų vištienos krūtinėlių. Gerai ismaisyti. Virkite ant mažos ugnies 5–6 minutes, dažnai maišydami. Įpilkite migdolų-šafrano mišinio. Švelniai išmaišykite. Troškinkite 5 minutes.

- Papuoškite kalendros lapeliais. Patiekite karštą.

Aštri vištienos masala

4 asmenims

Ingridientai

6 sveiki džiovinti raudonieji pipirai

2 šaukštai kalendros sėklų

6 žalios kardamono ankštys

6 gvazdikėliai

5 cm / 2 in cinamono

2 šaukšteliai pankolio sėklų

½ šaukštelio juodųjų pipirų

120 ml rafinuoto augalinio aliejaus

2 dideli svogūnai, susmulkinti

1 cm/½ imbiero šaknies, tarkuoto

8 sutrintos česnako skiltelės

2 dideli pomidorai, smulkiai pjaustyti

3-4 lauro lapai

1kg/2¼lb vištienos, supjaustytos į 12 dalių

½ arbatinio šaukštelio ciberžolės

Druska pagal skonį

500 ml / 16fl oz vandens

100 g smulkiai pjaustytų kalendros lapelių

Metodas

- Sumaišykite raudonąsias paprikas, kalendros sėklas, kardamoną, gvazdikėlius, cinamoną, pankolio sėklas ir pipirų žirnelius.
- Išdžiovinkite mišinį ir sutrinkite iki miltelių. Padėkite į šalį.
- Puode įkaitinkite aliejų. Sudėkite svogūnus. Kepkite juos ant vidutinės ugnies iki rudos spalvos.
- Pridėti imbierą ir česnaką. Kepame minutę.
- Suberkite pomidorus, lauro lapus ir maltus raudonuosius pipirus bei kalendros sėklų miltelius. Toliau kepkite 2-3 minutes.
- Įpilkite vištienos, ciberžolės, druskos ir vandens. Gerai ismaisyti. Uždenkite dangčiu ir troškinkite 40 minučių, dažnai maišydami.
- Vištieną papuoškite kalendros lapeliais. Patiekite karštą.

Kašmyro vištiena

4 asmenims

Ingridientai

2 šaukštai salyklo acto

2 arbatiniai šaukšteliai čili dribsnių

2 arbatiniai šaukšteliai garstyčių sėklų

2 arbatinius šaukštelius kmynų sėklų

½ šaukštelio juodųjų pipirų

7,5 cm / 3 colių cinamono

10 gvazdikėlių

75 g / 2½ uncijos ghi

1kg/2¼lb vištienos, supjaustytos į 12 dalių

1 valgomasis šaukštas rafinuoto augalinio aliejaus

4 lauro lapai

4 vidutiniai svogūnai, smulkiai pjaustyti

1 valgomasis šaukštas imbiero pastos

1 valgomasis šaukštas česnako pastos

3 pomidorai, smulkiai pjaustyti

1 arbatinis šaukštelis ciberžolės

500 ml / 16fl oz vandens

Druska pagal skonį

20 anakardžių, maltų

6 sruogos šafrano, išmirkytos 1 citrinos sultyse

Metodas

- Salyklo actą sumaišykite su čili dribsniais, garstyčių sėklomis, kmynais, pipirų žirneliais, cinamonu ir gvazdikėliais. Sutrinkite šį mišinį iki vientisos masės. Padėkite į šalį.
- Keptuvėje įkaitinkite ghi. Sudėkite vištienos gabaliukus ir kepkite ant vidutinės ugnies iki auksinės rudos spalvos. Nusausinkite ir rezervuokite.
- Puode įkaitinkite aliejų. Sudėkite lauro lapus ir svogūnus. Šį mišinį troškinkite ant vidutinės ugnies, kol svogūnai paruduos.
- Įpilkite acto pastos. Gerai išmaišykite ir virkite ant silpnos ugnies 7-8 minutes.
- Įpilkite imbiero pastos ir česnako pastos. Šį mišinį pakepinkite minutę.
- Sudėkite pomidorus ir ciberžolę. Gerai išmaišykite ir virkite ant vidutinės ugnies 2-3 minutes.
- Įpilkite keptos vištienos, vandens ir druskos. Gerai išmaišykite, kad vištiena pasidengtų. Uždenkite dangčiu ir troškinkite 30 minučių, retkarčiais pamaišydami.
- Sudėkite anakardžių riešutus ir šafraną. Toliau troškinkite 5 minutes. Patiekite karštą.

Romas ir vištiena

4 asmenims

Ingridientai

1 arbatinis šaukštelis garam masala

1 arbatinis šaukštelis čili miltelių

1kg/2¼lb vištienos, supjaustytos į 8 dalis

6 skiltelės česnako

4 juodųjų pipirų žirneliai

4 gvazdikėliai

½ arbatinio šaukštelio kmynų sėklų

2,5 cm cinamono

50 g šviežių kokosų, tarkuotų

4 migdolai

1 žalios kardamono ankštys

1 valgomasis šaukštas kalendros sėklų

300 ml vandens

75 g / 2½ uncijos ghi

3 dideli svogūnai, smulkiai pjaustyti

Druska pagal skonį

½ šaukštelio šafrano

120 ml tamsaus romo

1 valgomasis šaukštas kalendros lapų, smulkiai pjaustytų

Metodas

- Sumaišykite garam masala ir čili miltelius. Šiuo mišiniu marinuoti vištieną 2 valandas.
- Česnaką, pipirų žirnelius, gvazdikėlius, kmynų sėklas, cinamoną, kokosą, migdolus, kardamoną ir kalendros sėklas paskrudinkite sausai.
- Sutrinkite su 60 ml vandens iki vientisos masės. Padėkite į šalį.
- Keptuvėje įkaitinkite ghi. Sudėkite svogūnus ir kepkite ant vidutinės ugnies, kol taps skaidrūs.
- Įpilkite česnako-pipirų pastos. Gerai ismaisyti. Kepkite mišinį 3-4 minutes.
- Įdėkite marinuotą vištieną ir druską. Gerai ismaisyti. Toliau kepkite 3-4 minutes, retkarčiais pamaišydami.
- Įpilkite 240 ml vandens. Švelniai išmaišykite. Uždenkite dangčiu ir virkite ant silpnos ugnies 40 minučių, dažnai maišydami.
- Įpilkite šafrano ir romo. Gerai išmaišykite ir troškinkite dar 10 minučių.
- Papuoškite kalendros lapeliais. Patiekite karštą.

Vištiena Shahjahani

(Vištiena karštame padaže)

4 asmenims

Ingridientai

5 šaukštai rafinuoto augalinio aliejaus

2 lauro lapai

5 cm / 2 in cinamono

6 žalios kardamono ankštys

½ arbatinio šaukštelio kmynų sėklų

8 gvazdikėliai

3 dideli svogūnai, smulkiai pjaustyti

1 arbatinis šaukštelis ciberžolės

1 arbatinis šaukštelis čili miltelių

1 arbatinis šaukštelis imbiero pastos

1 arbatinis šaukštelis česnako pasta

Druska pagal skonį

75 g/2½ uncijos anakardžių, maltų

150 g/5½ uncijos jogurto, plakto

1kg/2¼lb vištienos, supjaustytos į 8 dalis

2 šaukštai skystos grietinėlės

¼ šaukštelio malto juodojo kardamono

10 g/¼ uncijos kalendros lapų, smulkiai pjaustytų

Metodas

- Puode įkaitinkite aliejų. Suberkite lauro lapus, cinamoną, kardamoną, kmynų sėklas ir gvazdikėlius. Leiskite jiems spjauti 15 sekundžių.
- Sudėkite svogūnus, ciberžolę ir čili miltelius. Kepkite mišinį ant vidutinės ugnies 1–2 minutes.
- Įpilkite imbiero pastos ir česnako pastos. Kepkite 2-3 minutes nuolat maišydami.
- Įberkite druskos ir maltų anakardžių. Gerai išmaišykite ir kepkite dar minutę.
- Įpilkite jogurto ir vištienos. Švelniai maišykite, kol mišinys padengs vištienos gabalėlius.
- Uždenkite dangčiu ir virkite mišinį ant silpnos ugnies 40 minučių, dažnai maišydami.
- Atidarykite keptuvę ir supilkite grietinėlę bei maltą kardamoną. Švelniai maišykite 5 minutes.
- Vištieną papuoškite kalendros lapeliais. Patiekite karštą.

velykinė vištiena

4 asmenims

Ingridientai

1 šaukštelis citrinos sulčių

1 arbatinis šaukštelis imbiero pastos

1 arbatinis šaukštelis česnako pasta

Druska pagal skonį

1kg/2¼lb vištienos, supjaustytos į 8 dalis

2 šaukštai kalendros sėklų

12 skiltelių česnako

2,5 cm / 1 colio imbiero šaknis

1 arbatinis šaukštelis kmynų sėklų

8 raudonos paprikos

4 gvazdikėliai

2,5 cm cinamono

1 arbatinis šaukštelis ciberžolės

1 litras / 1¾ pintos vandens

4 šaukštai rafinuoto augalinio aliejaus

3 dideli svogūnai, smulkiai pjaustyti

4 žalios paprikos, supjaustytos išilgai

3 pomidorai, smulkiai pjaustyti

1 arbatinis šaukštelis tamarindo pastos

2 didelės bulvės, supjaustytos griežinėliais

Metodas

- Sumaišykite citrinos sultis, imbiero pastą, česnako pastą ir druską. Šiuo mišiniu marinuoti vištienos gabalėlius 2 valandas.
- Sumaišykite kalendros sėklas, česnaką, imbierą, kmynų sėklas, raudonąsias paprikas, gvazdikėlius, cinamoną ir ciberžolę.
- Šį mišinį sutrinkite su puse vandens iki vientisos masės. Padėkite į šalį.
- Puode įkaitinkite aliejų. Sudėkite svogūnus. Kepkite juos ant vidutinės ugnies iki skaidrumo.
- Įpilkite žalių čili pipirų ir kalendros sėklų česnako pastos. Kepkite šį mišinį 3-4 minutes.
- Sudėkite pomidorus ir tamarindo pastą. Toliau kepkite 2-3 minutes.
- Supilkite marinuotą vištieną, bulves ir likusį vandenį. Gerai ismaisyti. Uždenkite dangčiu ir troškinkite 40 minučių, dažnai maišydami.
- Patiekite karštą.

Aštri antis su bulvėmis

4 asmenims

Ingridientai

1 šaukštelis maltos kalendros

2 arbatinius šaukštelius čili miltelių

šaukštelis ciberžolė

5 cm / 2 in cinamono

6 gvazdikėliai

4 žalios kardamono ankštys

1 šaukštelis pankolio sėklų

60 ml rafinuoto augalinio aliejaus

4 dideli svogūnai, plonais griežinėliais

2 colių/5 cm imbiero šaknis, tarkuota

8 skiltelės česnako

6 žalios paprikos, supjaustytos išilgai

3 didelės bulvės, supjaustytos griežinėliais

1kg/2¼lb antis, supjaustyta į 8-10 dalių

2 arbatinius šaukštelius salyklo acto

750 ml/1¼ pintos kokosų pieno

Druska pagal skonį

1 šaukštelis ghi

1 šaukštelis garstyčių sėklų

2 askaloniniai česnakai, susmulkinti

8 kario lapeliai

Metodas

- Sumaišykite kalendrą, čili miltelius, ciberžolę, cinamoną, gvazdikėlius, kardamoną ir pankolio sėklas. Šį mišinį sutrinkite į miltelius. Padėkite į šalį.
- Puode įkaitinkite aliejų. Sudėkite svogūnus, imbierą, česnaką ir žaliąsias paprikas. Kepkite 2-3 minutes ant vidutinės ugnies.
- Suberkite prieskonių mišinio miltelius. Ruda 2 minutes.
- Sudėkite bulves. Toliau kepkite 3-4 minutes.
- Įpilkite ančių, salyklo acto, kokosų pieno ir druskos. Maišykite 5 minutes. Uždenkite dangčiu ir virkite mišinį ant silpnos ugnies 40 minučių, dažnai maišydami. Kai antiena iškeps, nukelkite nuo ugnies ir atidėkite į šalį.
- Nedideliame puode įkaitinkite ghi. Sudėkite garstyčių sėklas, askaloninius česnakus ir kario lapelius. Troškinkite ant stiprios ugnies 30 sekundžių.
- Užpilkite ant anties. Gerai ismaisyti. Patiekite karštą.

Moilė antis

(Paprastas ančių karis)

4 asmenims

Ingridientai

1kg/2¼lb antis, supjaustyta į 12 dalių

Druska pagal skonį

1 valgomasis šaukštas maltos kalendros

1 arbatinis šaukštelis maltų kmynų

6 juodųjų pipirų žirneliai

4 gvazdikėliai

2 žalios kardamono ankštys

2,5 cm cinamono

120 ml rafinuoto augalinio aliejaus

3 dideli svogūnai, smulkiai pjaustyti

2 colių / 5 cm imbiero šaknis, plonais griežinėliais

3 žalios paprikos, smulkiai pjaustytos

½ arbatinio šaukštelio cukraus

2 šaukštai salyklo acto

360 ml / 12 fl oz vandens

Metodas

- Anties gabalėlius valandą pamarinuokite druskoje.
- Sumaišykite maltą kalendrą, maltus kmynus, pipirų žirnelius, gvazdikėlius, kardamoną ir cinamoną. Šį mišinį skrudinkite keptuvėje ant vidutinės ugnies 1–2 minutes.
- Nukelkite nuo ugnies ir sutrinkite iki smulkių miltelių. Padėkite į šalį.
- Puode įkaitinkite aliejų. Sudėkite marinuotos antienos gabalėlius. Kepkite juos ant vidutinės ugnies iki rudos spalvos. Retkarčiais pasukite, kad nesudegtų. Nusausinkite ir rezervuokite.
- Įkaitinkite tą patį aliejų ir suberkite svogūnus. Kepkite juos ant vidutinės ugnies iki rudos spalvos.
- Sudėkite imbierą ir žaliąsias paprikas. Toliau kepkite 1-2 minutes.
- Įpilkite cukraus, salyklo acto ir kalendros-kmynų miltelių. Maišykite 2-3 minutes.
- Sudėkite apkeptus antienos gabalėlius su vandeniu. Gerai ismaisyti. Uždenkite dangčiu ir troškinkite 40 minučių, retkarčiais pamaišydami.
- Patiekite karštą.

Bharwa Murgh Kaju

(vištiena įdaryta anakardžių riešutais)

4 asmenims

Ingridientai

- 3 arbatiniai šaukšteliai imbiero pastos
- 3 arbatiniai šaukšteliai česnako pastos
- 10 anakardžių riešutų, maltų
- 1 arbatinis šaukštelis čili miltelių
- 1 arbatinis šaukštelis garam masala
- Druska pagal skonį
- 8 vištienos krūtinėlės, suplotos

- 4 dideli svogūnai, smulkiai pjaustyti
- 200 g / 7 uncijos khoya*
- 6 žalios paprikos, smulkiai pjaustytos
- 25 g/mėtos lapeliai, smulkiai pjaustyti
- 25 g/maži kalendros lapeliai, smulkiai pjaustyti
- 2 šaukštai citrinos sulčių
- 75 g / 2½ uncijos ghi
- 75 g/2½ uncijos anakardžių, maltų

400g/14oz jogurto, plakto

2 arbatiniai šaukšteliai garam masala

2 arbatinius šaukštelius šafrano išmirkyti 2 šaukštuose šilto pieno

Druska pagal skonį

Metodas

- Pusę imbiero pastos ir pusę česnako pastos sumaišykite su maltais anakardžių riešutais, aitriosios paprikos milteliais, garam masala ir trupučiu druskos.
- Šiuo mišiniu marinuokite vištienos krūtinėlę 30 minučių.
- Sumaišykite pusę svogūnų su khoya, žaliosiomis paprikomis, mėtų lapeliais, kalendros lapeliais ir citrinos sultimis. Padalinkite šį mišinį į 8 lygias dalis.
- Ant viršaus paskleiskite marinuotą vištienos filė. Ant viršaus uždėkite šiek tiek svogūnų-khoya mišinio. Susukite kaip įvyniojimą.
- Pakartokite su likusiomis vištienos krūtinėlėmis.
- Kepimo indą ištepkite sviestu ir įdėkite įdarytas vištienos krūtinėlėmis, palaidais galais žemyn.
- Kepkite vištieną orkaitėje 200°C (400°F, dujos 6) 20 minučių. Padėkite į šalį.
- Keptuvėje įkaitinkite ghi. Sudėkite likusius svogūnus. Kepkite juos ant vidutinės ugnies iki skaidrumo.

- Įpilkite likusios imbiero pastos ir česnako pastos. Kepkite mišinį 1-2 minutes.
- Sudėkite maltus anakardžius, jogurtą ir garam masala. Maišykite 1-2 minutes.
- Sudėkite keptus vištienos suktinukus, šafrano mišinį ir šiek tiek druskos. Gerai ismaisyti. Uždenkite dangčiu ir virkite ant silpnos ugnies 15-20 minučių. Patiekite karštą.

Jogurtinė vištiena Masala

4 asmenims

Ingridientai

1kg/2¼lb vištienos, supjaustytos į 12 dalių

7,5 cm imbiero šaknis, tarkuota

10 sutrintų česnako skiltelių

½ arbatinio šaukštelio čili miltelių

½ arbatinio šaukštelio garam masala

½ arbatinio šaukštelio ciberžolės

2 žalios paprikos

Druska pagal skonį

200 g/7 uncijos jogurto

½ arbatinio šaukštelio kmynų sėklų

1 šaukštelis kalendros sėklų

4 gvazdikėliai

4 juodųjų pipirų žirneliai

2,5 cm cinamono

4 žalios kardamono ankštys

6-8 migdolai

5 šaukštai ghi

4 vidutiniai svogūnai, smulkiai pjaustyti

250 ml / 8fl oz vandens

1 valgomasis šaukštas kalendros lapų, smulkiai pjaustytų

Metodas

- Vištienos gabalėlius subadykite šakute. Padėkite į šalį.
- Sumaišykite pusę imbiero ir česnako su aitriosios paprikos milteliais, garam masala, ciberžole, žaliaisiais pipirais ir druska. Sutrinkite šį mišinį iki vientisos masės. Tešlą išplakti su jogurtu.
- Šiuo mišiniu marinuokite vištieną 4–5 valandas. Padėkite į šalį.
- Įkaitinkite puodą. Kmynų sėklas, kalendros sėklas, gvazdikėlius, pipirų žirnelius, cinamoną, kardamoną ir migdolus paskrudinkite sausai. Padėkite į šalį.

- Storadugnėje keptuvėje įkaitinkite 4 šaukštus ghi. Sudėkite svogūnus. Kepkite juos ant vidutinės ugnies iki skaidrumo.
- Sudėkite likusį imbierą ir česnaką. Kepkite 1-2 minutes.
- Nukelkite nuo ugnies ir sutrinkite šį mišinį kartu su sausai skrudintu kmynų-kalendrų mišiniu iki vientisos masės.

- Likusią ghi dalį įkaitinkite keptuvėje. Sudėkite tešlą ir virkite ant vidutinės ugnies 2-3 minutes.
- Sudėkite marinuotą vištieną ir kepkite dar 3-4 minutes.
- Įpilkite vandens. Švelniai maišykite vieną minutę. Uždenkite dangčiu ir troškinkite 30 minučių, dažnai maišydami.
- Papuoškite kalendros lapeliais ir patiekite karštą.

Vištiena Dhansak

(Parsi būdu virta vištiena)

4 asmenims

Ingridientai

75 g/2½ uncijos arba dhal*

75 g/2½ uncijos mung dhal*

75 g / 2½ uncijos masoor dhal*

75 g / 2½ uncijos chana dhal*

1 nedidelis baklažanas, smulkiai pjaustytas

25 g/bit 1 uncijos moliūgo, smulkiai supjaustyto

Druska pagal skonį

1 litras / 1¾ pintos vandens

8 juodųjų pipirų

6 gvazdikėliai

2,5 cm cinamono

masės žiupsnelis

2 lauro lapai

1 žvaigždinis anyžius

3 džiovintos raudonosios paprikos

2 šaukštai rafinuoto augalinio aliejaus

50 g smulkiai pjaustytų kalendros lapelių

50 g šviežių ožragės lapų, smulkiai pjaustytų

50 g smulkiai pjaustytų mėtų lapelių

750 g/1 svaras 10 uncijų vištiena be kaulų, supjaustyta į 12 dalių

1 arbatinis šaukštelis ciberžolės

šaukštelis tarkuoto muskato riešuto

1 valgomasis šaukštas česnako pastos

1 valgomasis šaukštas imbiero pastos

1 valgomasis šaukštas tamarindo pastos

Metodas

- Dhalus sumaišykite su baklažanais, moliūgais, druska ir puse vandens. Šį mišinį virkite puode ant vidutinės ugnies 45 minutes.
- Nukelkite nuo ugnies ir sumaišykite šį mišinį iki vientisos masės. Padėkite į šalį.
- Sumaišykite pipirų žirnelius, gvazdikėlius, cinamoną, makalą, lauro lapus, žvaigždinį anyžių ir čili. Kepkite mišinį sausai ant vidutinės ugnies 2-3 minutes. Nukelkite nuo ugnies ir sutrinkite iki smulkių miltelių. Padėkite į šalį.
- Puode įkaitinkite aliejų. Įdėkite kalendros, ožragės ir mėtų lapelių. Kepkite juos 1-2 minutes ant vidutinės ugnies. Nukelkite nuo ugnies ir sumažinkite iki pastos. Padėkite į šalį.
- Vištieną sumaišykite su ciberžole, muskato riešutu, česnako pasta, imbiero pasta, dhal pasta ir likusiu

vandeniu. Virkite šį mišinį puode ant vidutinės ugnies 30 minučių, retkarčiais pamaišydami.
- Įpilkite kalendros-ožragės-mėtų lapų pastos. Virkite 2-3 minutes.
- Įpilkite pipirų gvazdikėlių miltelių ir tamarindo pastos. Gerai ismaisyti. Maišykite mišinį ant silpnos ugnies 8-10 minučių.
- Patiekite karštą.

Chatpata Kip

(Aštri vištiena)

4 asmenims

Ingridientai

500 g / 1 svaras 2 uncijos vištienos be kaulų, supjaustytos mažais gabalėliais

2 šaukštai rafinuoto augalinio aliejaus

150 g / 5½ uncijos žiedinių kopūstų žiedynai

200 g / 7 uncijos grybų, supjaustytų

1 didelė morka, supjaustyta

1 didelė žalia paprika, išskobta ir susmulkinta

Druska pagal skonį

½ arbatinio šaukštelio maltų juodųjų pipirų

10-15 kario lapelių

5 žalios paprikos, smulkiai pjaustytos

2 colių/5 cm imbiero šaknis, smulkiai pjaustytas

10 skiltelių česnako, smulkiai pjaustytų

4 šaukštai pomidorų pastos

4 šaukštai kalendros lapų, smulkiai pjaustytų

Dėl marinato:

Jogurtas 125 g / 4½ uncijos

1½ šaukštelio imbiero pastos

1½ šaukštelio česnako pasta

1 arbatinis šaukštelis čili miltelių

1 arbatinis šaukštelis garam masala

Druska pagal skonį

Metodas

- Sumaišykite visus marinato ingredientus.
- Šiuo mišiniu marinuoti vištieną 1 val.
- Keptuvėje įkaitinkite pusę šaukšto aliejaus. Įpilkite žiedinių kopūstų, grybų, morkų, žaliųjų pipirų, druskos ir maltų juodųjų pipirų. Gerai ismaisyti. Kepkite mišinį ant vidutinės ugnies 3-4 minutes. Padėkite į šalį.
- Kitoje keptuvėje įkaitinkite likusį aliejų. Sudėkite kario lapelius ir žaliąsias paprikas. Kepkite juos minutę ant vidutinės ugnies.
- Pridėti imbierą ir česnaką. Kepkite dar minutę.
- Sudėkite marinuotą vištieną ir troškintas daržoves. Kepkite 4-5 minutes.
- Sudėkite pomidorų tyrę. Gerai ismaisyti. Uždenkite dangčiu ir virkite mišinį ant silpnos ugnies 40 minučių, retkarčiais pamaišydami.
- Papuoškite kalendros lapeliais. Patiekite karštą.

Anties masala su kokosų pienu

4 asmenims

Ingridientai

1kg/2¼lb antis, supjaustyta į 12 dalių

Rafinuotas augalinis aliejus kepimui

3 didelės bulvės, supjaustytos

750 ml / 1¼ pintos vandens

4 arbatinius šaukštelius kokosų aliejaus

1 didelis svogūnas, plonais griežinėliais

100 g/3½ uncijos kokosų pieno

Prieskonių mišiniui:

2 arbatinius šaukštelius maltos kalendros

½ arbatinio šaukštelio ciberžolės

1 arbatinis šaukštelis maltų juodųjų pipirų

šaukštelis kmynų sėklų

šaukštelis juodųjų kmynų sėklų

2,5 cm cinamono

9 gvazdikėliai

2 žalios kardamono ankštys

8 skiltelės česnako

2,5 cm / 1 colio imbiero šaknis

1 arbatinis šaukštelis salyklo acto

Druska pagal skonį

Metodas

- Sumaišykite prieskonių mišinio ingredientus ir sutrinkite iki vientisos masės.
- Marinuokite antį su šia pasta 2-3 valandas.
- Puode įkaitinkite aliejų. Sudėkite bulves ir kepkite ant vidutinės ugnies iki auksinės rudos spalvos. Nusausinkite ir rezervuokite.
- Puode pašildykite vandenį. Sudėkite marinuotos antienos gabalėlius ir troškinkite 40 minučių, retkarčiais pamaišydami. Padėkite į šalį.
- Keptuvėje įkaitinkite kokosų aliejų. Suberkite svogūną ir kepkite ant vidutinės ugnies, kol paruduos.
- Įpilkite kokosų pieno. Virkite mišinį 2 minutes, dažnai maišydami.
- Nukelkite nuo ugnies ir supilkite šį mišinį į iškeptą antį. Gerai išmaišykite ir troškinkite 5–10 minučių.
- Papuoškite keptomis bulvėmis. Patiekite karštą.

Vištiena Dil Bahar

(kreminė vištiena)

4 asmenims

Ingridientai

4-5 šaukštai rafinuoto augalinio aliejaus

2 lauro lapai

5 cm / 2 in cinamono

3 žalios kardamono ankštys

4 gvazdikėliai

2 dideli svogūnai, smulkiai pjaustyti

1 arbatinis šaukštelis imbiero pastos

1 arbatinis šaukštelis česnako pasta

2 arbatinius šaukštelius maltų kmynų

2 arbatinius šaukštelius maltos kalendros

½ arbatinio šaukštelio ciberžolės

4 žalios paprikos, supjaustytos išilgai

750 g/1 svaras 10 uncijų vištiena be kaulų, supjaustyta į 16 dalių

50 g svogūnų, smulkiai pjaustytų

1 didelė žalia paprika, smulkiai pjaustyta

1 arbatinis šaukštelis garam masala

Druska pagal skonį

150 g/5½ uncijos pomidorų tyrės

Jogurtas 125 g / 4½ uncijos

250 ml / 8fl oz vandens

2 šaukštai sviesto

85g/3oz anakardžių riešutų

500 ml/16 fl oz kondensuoto pieno

250 ml/8 fl oz skystas kremas

1 valgomasis šaukštas kalendros lapų, smulkiai pjaustytų

Metodas

- Puode įkaitinkite aliejų. Sudėkite lauro lapus, cinamoną, kardamoną ir gvazdikėlius. Leiskite jiems spjauti 30 sekundžių.
- Įpilkite svogūnų, imbiero pastos ir česnako pastos. Šį mišinį pakepinkite ant vidutinės ugnies, kol svogūnai taps auksinės rudos spalvos.
- Suberkite maltus kmynus, maltą kalendrą, ciberžolę ir žaliąsias paprikas. Kepkite mišinį 2-3 minutes.
- Sudėkite vištienos gabalėlius. Gerai ismaisyti. Kepkite juos 5 minutes.
- Įpilkite svogūnų, žaliųjų pipirų, garam masala ir druskos. Toliau kepkite 3-4 minutes.
- Įpilkite pomidorų tyrės, jogurto ir vandens. Gerai išmaišykite ir uždenkite dangčiu. Virkite mišinį ant silpnos ugnies 30 minučių, retkarčiais pamaišydami.

- Kol vištienos mišinys kepa, kitoje keptuvėje įkaitinkite sviestą. Suberkite anakardžius ir kepkite ant vidutinės ugnies iki auksinės rudos spalvos. Padėkite į šalį.
- Į vištienos mišinį įpilkite kondensuoto pieno ir grietinėlės. Gerai išmaišykite ir palikite troškintis dar 5 minutes.
- Sudėkite sviestą su keptais anakardžiais ir gerai išmaišykite 2 minutes.
- Papuoškite kalendros lapeliais. Patiekite karštą.

Dumka Murgh

(troškinta vištiena)

4 asmenims

Ingridientai

4 šaukštai rafinuoto augalinio aliejaus ir dar šiek tiek kepimui

3 dideli svogūnai, supjaustyti

10 migdolų

10 anakardžių riešutų

1 valgomasis šaukštas džiovintų kokosų

1 arbatinis šaukštelis imbiero pastos

1 arbatinis šaukštelis česnako pasta

½ arbatinio šaukštelio ciberžolės

1 arbatinis šaukštelis čili miltelių

Druska pagal skonį

200 g/7 uncijos jogurto

1kg/2¼lb vištienos, supjaustytos

1 valgomasis šaukštas stambiai pjaustytų kalendros lapelių

1 valgomasis šaukštas mėtų lapelių, stambiai pjaustytų

½ šaukštelio šafrano

Metodas

- Įkaitinkite aliejų kepimui. Suberkite svogūnus ir pakepinkite ant vidutinės ugnies iki auksinės rudos spalvos. Nusausinkite ir rezervuokite.
- Sumaišykite migdolus, anakardžius ir kokosus. Mišinį paskrudinkite sausai. Sutrinkite su pakankamai vandens iki vientisos masės.
- Keptuvėje įkaitinkite 4 šaukštus aliejaus. Įpilkite imbiero pastos, česnako pastos, ciberžolės ir aitriosios paprikos miltelių. Kepkite 1-2 minutes ant vidutinės ugnies.
- Sudėkite migdolų anakardžių riešutų sviestą, pakepintus svogūnus, druską ir jogurtą. Virkite 4-5 minutes.

- Perkelkite į kepimo indą. Sudėkite vištieną, kalendras ir mėtų lapelius. Gerai ismaisyti.
- Ant viršaus pabarstykite šafranu. Uždarykite aliuminio folija ir sandariai uždenkite dangteliu. Kepkite 180°C (350°F, dujos 4) 40 minučių.
- Patiekite karštą.

Murgh Kheema Masala

(aštrus malta vištiena)

4 asmenims

Ingridientai

60 ml rafinuoto augalinio aliejaus

5 cm / 2 in cinamono

4 gvazdikėliai

2 žalios kardamono ankštys

½ arbatinio šaukštelio kmynų sėklų

2 dideli svogūnai, smulkiai pjaustyti

1 šaukštelis maltos kalendros

½ arbatinio šaukštelio maltų kmynų

½ arbatinio šaukštelio ciberžolės

1 arbatinis šaukštelis čili miltelių

2 arbatiniai šaukšteliai imbiero pastos

3 arbatiniai šaukšteliai česnako pastos

3 pomidorai, smulkiai pjaustyti

200g/7oz šaldytų žirnių

1kg/2¼lb maltos vištienos

75 g/2½ uncijos anakardžių, maltų

Jogurtas 125 g / 4½ uncijos

250 ml / 8fl oz vandens

Druska pagal skonį

4 šaukštai skystos grietinėlės

25 g/maži kalendros lapeliai, smulkiai pjaustyti

Metodas

- Puode įkaitinkite aliejų. Suberkite cinamoną, gvazdikėlius, kardamoną ir kmynų sėklas. Leiskite jiems spjauti 15 sekundžių.
- Suberkite svogūnus, maltas kalendras, maltus kmynus, ciberžolę ir čili miltelius. Kepkite 1-2 minutes ant vidutinės ugnies.
- Įpilkite imbiero pastos ir česnako pastos. Toliau kepkite vieną minutę.
- Sudėkite pomidorus, žirnelius ir maltą vištieną. Gerai ismaisyti. Virkite šį mišinį ant silpnos ugnies 10-15 minučių, retkarčiais pamaišydami.
- Įpilkite jogurto, vandens ir druskos. Gerai ismaisyti. Uždenkite dangčiu ir troškinkite 20-25 minutes.
- Papuoškite kremu ir kalendros lapeliais. Patiekite karštą.

Įdaryta vištiena Nawabi

4 asmenims

Ingridientai

200 g/7 uncijos jogurto

2 šaukštai citrinos sulčių

½ arbatinio šaukštelio ciberžolės

Druska pagal skonį

1kg/2¼lb vištienos

100 gramų džiūvėsėlių

Įdarui:

120 ml rafinuoto augalinio aliejaus

1½ šaukštelio imbiero pastos

1½ šaukštelio česnako pasta

2 dideli svogūnai, smulkiai pjaustyti

2 žalios paprikos, smulkiai pjaustytos

½ arbatinio šaukštelio čili miltelių

1 vištienos skilvelis, smulkiai pjaustytas

1 vištienos kepenėlės, susmulkintos

200 g / 7 uncijos žirnių

2 morkos, supjaustytos kubeliais

50 g smulkiai pjaustytų kalendros lapelių

2 šaukštai mėtų lapelių, smulkiai pjaustytų

½ arbatinio šaukštelio maltų juodųjų pipirų

½ arbatinio šaukštelio garam masala

20 anakardžių, susmulkintų

20 razinų

Metodas

- Jogurtą išplakite su citrinos sultimis, ciberžole ir druska. Šiuo mišiniu marinuokite vištieną 1–2 valandas.
- Įdarui keptuvėje įkaitiname aliejų. Sudėkite imbiero pastą, česnako pastą ir svogūnus ir kepkite ant vidutinės ugnies 1-2 minutes.
- Įpilkite žaliųjų čili pipirų, čili miltelių, vištienos skilvelių ir vištienos kepenėlių. Gerai ismaisyti. Kepkite 3-4 minutes.
- Sudėkite žirnelius, morkas, kalendros lapus, mėtų lapelius, pipirus, garam masala, anakardžius ir razinas. Maišykite 2 minutes. Uždenkite dangčiu ir virkite ant silpnos ugnies 20 minučių, retkarčiais pamaišydami.
- Nukelkite nuo ugnies ir atvėsinkite.
- Šiuo mišiniu įdarykite marinuotą vištieną.
- Įdarytą vištieną apvoliokite džiūvėsėliuose ir kepkite iki 200°C (400°F, dujos 6) įkaitintoje orkaitėje 50 minučių.
- Patiekite karštą.

Murgh ke Nazaré

(Vištiena su Čederiu ir Paneer)

4 asmenims

Ingridientai

Druska pagal skonį

½ šaukštelio imbiero pastos

½ šaukštelio česnako pasta

1 citrinos sultys

1 svaras / 750 g 10 uncijų vištienos gabalėliai be kaulų, suploti

Kepta 75 g/2½ uncijos*, tarkuotas

250g/9oz malta vištiena

75 g tarkuoto čederio sūrio

1 šaukštelis maltos kalendros

½ arbatinio šaukštelio garam masala

½ arbatinio šaukštelio ciberžolės

125 g / 4½ uncijos khoya*

1 arbatinis šaukštelis čili miltelių

2 kiaušiniai, virti ir smulkiai supjaustyti

3 pomidorai, smulkiai pjaustyti

2 žalios paprikos, smulkiai pjaustytos

2 dideli svogūnai, smulkiai pjaustyti

2 šaukštai kapotų kalendros lapelių

½ arbatinio šaukštelio imbiero miltelių

Padažui:

4 šaukštai rafinuoto augalinio aliejaus

½ šaukštelio imbiero pastos

½ šaukštelio česnako pasta

2 dideli svogūnai, susmulkinti

2 žalios paprikos, smulkiai pjaustytos

½ arbatinio šaukštelio ciberžolės

1 šaukštelis maltos kalendros

½ arbatinio šaukštelio maltų baltųjų pipirų

½ arbatinio šaukštelio maltų kmynų

½ šaukštelio sauso imbiero miltelių

200 g/7 uncijos jogurto

4 anakardžiai, malti

4 migdolai, malti

125 g / 4½ uncijos khoya*

Metodas

- Sumaišykite druską, imbiero pasta, česnako pasta ir citrinos sultis. Šiuo mišiniu marinuoti vištieną 1 val. Padėkite į šalį.
- Sumaišykite paneer su malta vištiena, sūriu, malta kalendra, garam masala, ciberžole ir khoya.
- Šį mišinį paskirstykite ant marinuotos vištienos. Ant viršaus pabarstykite čili miltelius, kiaušinius, pomidorus, žaliąsias paprikos, svogūnus, kalendros lapus ir imbiero miltelius. Vištieną susukite kaip vyniotinį ir sandariai uždarykite špagatu.
- Kepkite 200°C (400°F, dujos 6) 30 minučių. Padėkite į šalį.
- Padažui keptuvėje įkaitiname aliejų. Įpilkite imbiero pastos, česnako pastos, svogūnų ir žaliųjų paprikų. Kepkite juos 2-3 minutes ant vidutinės ugnies. Sudėkite likusius padažo ingredientus. Virkite 7-8 minutes.
- Vištienos suktinukus supjaustykite kąsnio dydžio gabalėliais ir išdėliokite ant serviravimo lėkštės. Užpilkite padažu. Patiekite karštą.

Murgh Pasanda

(aštrūs vištienos užkandžiai)

4 asmenims

Ingridientai

1 arbatinis šaukštelis ciberžolės

30 g kapotų kalendros lapelių

1 arbatinis šaukštelis čili miltelių

10 g/¼ uncijos mėtų lapelių, smulkiai pjaustytų

1 arbatinis šaukštelis garam masala

5 cm/2 colio žalios papajos gabalas, sumaltas

1 arbatinis šaukštelis imbiero pastos

1 arbatinis šaukštelis česnako pasta

Druska pagal skonį

750 g/1 svaras 10 uncijų vištienos krūtinėlė, plonai pjaustyta

6 šaukštai rafinuoto augalinio aliejaus

Metodas

- Sumaišykite visus ingredientus, išskyrus vištieną ir aliejų. Šiuo mišiniu vištienos skilteles marinuokite 3 valandas.
- Keptuvėje įkaitinkite aliejų. Sudėkite marinuotas vištienos skilteles ir kepkite ant vidutinės ugnies iki auksinės rudos spalvos, retkarčiais apversdami. Patiekite karštą.

Murgh Masala

(Vištiena Masala)

4 asmenims

Ingridientai

4 šaukštai rafinuoto augalinio aliejaus

2 dideli svogūnai, sutarkuoti

1 pomidoras, smulkiai pjaustytas

Druska pagal skonį

1kg/2¼lb vištienos, supjaustytos į 8 dalis

360 ml / 12 fl oz vandens

360 ml/12 fl oz kokosų pieno

Prieskonių mišiniui:

2 šaukštai garam masala

1 arbatinis šaukštelis kmynų sėklų

1½ šaukštelio aguonų

4 raudonos paprikos

½ arbatinio šaukštelio ciberžolės

8 skiltelės česnako

2,5 cm / 1 colio imbiero šaknis

Metodas

- Prieskonių mišinį sutrinkite su pakankamai vandens iki vientisos masės. Padėkite į šalį.
- Puode įkaitinkite aliejų. Suberkite svogūnus ir kepkite ant vidutinės ugnies, kol paruduos. Įpilkite prieskonių mišinio pastos ir kepkite 5-6 minutes.
- Įpilkite pomidorų, druskos, vištienos ir vandens. Uždenkite dangčiu ir troškinkite 20 minučių. Įpilkite kokosų pieno, gerai išmaišykite ir patiekite karštą.

Bohri vištienos kremas

(Vištiena grietinėlės padaže)

4 asmenims

Ingridientai

3 dideli svogūnai

2,5 cm / 1 colio imbiero šaknis

8 skiltelės česnako

6 žalios paprikos

100 g smulkiai pjaustytų kalendros lapelių

3 šaukštai mėtų lapelių, smulkiai pjaustytų

120 ml vandens

1kg/2¼lb vištienos, supjaustytos į 8 dalis

2 šaukštai citrinos sulčių

1 arbatinis šaukštelis maltų juodųjų pipirų

250 ml/8 fl oz skystas kremas

30 g / 1 uncija ghi

Druska pagal skonį

Metodas

- Sumaišykite svogūnus, imbierą, česnaką, žaliąsias paprikas, kalendros lapus ir mėtų lapelius. Šį mišinį sutrinkite su vandeniu iki smulkios pastos.
- Marinuokite vištieną su puse šios pastos ir citrinos sultimis 1 valandą.
- Marinuotą vištieną dėkite į keptuvę ir supilkite likusią tešlą. Ant šio mišinio pabarstykite likusius ingredientus.
- Uždenkite aliuminio folija, sandariai uždenkite dangčiu ir virkite ant silpnos ugnies 45 minutes. Patiekite karštą.

Jhatpat Murgh

(Greita vištiena)

4 asmenims

Ingridientai

4 šaukštai rafinuoto augalinio aliejaus

2 dideli svogūnai, plonais griežinėliais

2 arbatiniai šaukšteliai imbiero pastos

Druska pagal skonį

1kg/2¼lb vištienos, supjaustytos į 12 dalių

¼ arbatinio šaukštelio šafrano, ištirpinto 2 šaukštuose pieno

Metodas

- Puode įkaitinkite aliejų. Sudėkite svogūnus ir imbiero pastą. Kepkite juos 2 minutes ant vidutinės ugnies.
- Įpilkite druskos ir vištienos. Virkite ant silpnos ugnies 30 minučių, dažnai maišydami. Pabarstykite šafrano mišiniu. Patiekite karštą.

Žalias vištienos karis

4 asmenims

Ingridientai

Druska pagal skonį

Žiupsnelis ciberžolės

1 citrinos sultys

1kg/2¼lb vištienos, supjaustytos į 12 dalių

3,5 cm/1½ imbiero šaknyje

8 skiltelės česnako

100 g kalendros lapelių, susmulkintų

3 žalios paprikos

4 šaukštai rafinuoto augalinio aliejaus

2 dideli svogūnai, sutarkuoti

½ arbatinio šaukštelio garam masala

250 ml / 8fl oz vandens

Metodas

- Sumaišykite druską, ciberžolę ir citrinos sultis. Šiuo mišiniu marinuokite vištieną 30 minučių.
- Imbierą, česnaką, kalendros lapus ir aitriąsias paprikas sutrinkite iki vientisos masės.
- Puode įkaitinkite aliejų. Suberkite makaronus su tarkuotais svogūnais ir kepkite ant vidutinės ugnies 2-3 minutes.
- Sudėkite marinuotą vištieną, garam masala ir vandenį. Gerai išmaišykite ir virkite 40 minučių, dažnai maišydami. Patiekite karštą.

Murgh Bharta

(vištienos troškinys su kiaušiniais)

4 asmenims

Ingridientai

4 šaukštai rafinuoto augalinio aliejaus

2 dideli svogūnai, plonais griežinėliais

500 g / 1 svaras 2 uncijos vištienos be kaulų, kubeliais

1 arbatinis šaukštelis garam masala

½ arbatinio šaukštelio ciberžolės

Druska pagal skonį

3 pomidorai, plonais griežinėliais

30 g kapotų kalendros lapelių

4 kietai virti kiaušiniai, perpjauti per pusę

Metodas

- Puode įkaitinkite aliejų. Svogūnus pakepinkite ant vidutinės ugnies iki rudos spalvos. Sudėkite vištieną, garam masala, ciberžolę ir druską. Kepkite 5 minutes.
- Sudėkite pomidorus. Gerai išmaišykite ir virkite ant silpnos ugnies 30-40 minučių. Papuoškite kalendros lapeliais ir kiaušiniais. Patiekite karštą.

Vištiena su Ajowan sėklomis

4 asmenims

Ingridientai

3 šaukštai rafinuoto augalinio aliejaus

1½ šaukštelio ajwain sėklų

2 dideli svogūnai, smulkiai pjaustyti

1 arbatinis šaukštelis imbiero pastos

1 arbatinis šaukštelis česnako pasta

4 pomidorai, smulkiai pjaustyti

2 arbatinius šaukštelius maltos kalendros

1 arbatinis šaukštelis čili miltelių

1 arbatinis šaukštelis ciberžolės

1kg/2¼lb vištienos, supjaustytos į 8 dalis

250 ml / 8fl oz vandens

1 citrinos sultys

1 arbatinis šaukštelis garam masala

Druska pagal skonį

Metodas

- Puode įkaitinkite aliejų. Sudėkite ajwain sėklas. Leiskite jiems spjauti 15 sekundžių.
- Suberkite svogūnus ir kepkite ant vidutinės ugnies, kol paruduos. Įpilkite imbiero pastos, česnako pastos ir pomidorų. Maišydami kepkite 3 minutes, retkarčiais pamaišydami.
- Sudėkite visus kitus ingredientus. Gerai išmaišykite ir uždenkite dangčiu. Troškinkite 40 minučių ir patiekite karštą.

Špinatų vištienos tikka

4 asmenims

Ingridientai

1kg/2¼lb vištiena be kaulų, supjaustyta į 16 dalių

2 šaukštai ghi

1 šaukštelis chaat masala*

2 šaukštai citrinos sulčių

Dėl marinato:

100 g/3 uncijos špinatų, susmulkintų

50 g maltų kalendros lapelių

1 arbatinis šaukštelis imbiero pastos

1 arbatinis šaukštelis česnako pasta

200 g/7 uncijos jogurto

1½ šaukštelio garam masala

Metodas

- Sumaišykite visus marinato ingredientus. Šiuo mišiniu marinuoti vištieną 2 valandas.
- Vištieną aptepkite ghi ir kepkite orkaitėje 200°C (400°F, 6 greitis) 45 minutes. Ant viršaus pabarstykite chaat masala ir citrinos sultimis. Patiekite karštą.

Vištiena Yakhni

(kašmyro vištiena)

4 asmenims

Ingridientai

3 šaukštai rafinuoto augalinio aliejaus

1kg/2¼lb vištienos, supjaustytos į 8 dalis

Jogurtas 400g/14oz

125 g / 4½ uncijos bezano*

2 gvazdikėliai

2,5 cm cinamono

6 pipirų žirneliai

1 arbatinis šaukštelis malto imbiero

2 šaukšteliai maltų pankolių

Druska pagal skonį

250 ml / 8fl oz vandens

50 g kapotų kalendros lapelių

Metodas

- Keptuvėje įkaitinkite pusę aliejaus. Sudėkite vištienos gabaliukus ir kepkite ant vidutinės ugnies iki auksinės rudos spalvos. Padėkite į šalį.
- Jogurtą su besanu išplakite į tirštą masę. Padėkite į šalį.
- Keptuvėje įkaitinkite likusį aliejų. Įpilkite gvazdikėlių, cinamono, pipirų žirnelių, malto imbiero, maltų pankolių ir druskos. Kepkite 4-5 minutes.
- Supilkite keptą vištieną, vandenį ir jogurto pastą. Gerai išmaišykite ir troškinkite 40 minučių. Papuoškite kalendros lapeliais. Patiekite karštą.

Čili vištiena

4 asmenims

Ingridientai

3 šaukštai rafinuoto augalinio aliejaus

4 žalios paprikos, smulkiai pjaustytos

1 arbatinis šaukštelis imbiero pastos

1 arbatinis šaukštelis česnako pasta

3 dideli svogūnai, supjaustyti

250 ml / 8fl oz vandens

750 g/1 svaras 10 uncijų vištienos be kaulų, susmulkintos

2 didelės žaliosios paprikos, supjaustytos julienne

2 šaukštai sojos padažo

30 g kapotų kalendros lapelių

Druska pagal skonį

Metodas

- Puode įkaitinkite aliejų. Įpilkite žaliųjų čili pipirų, imbiero pastos, česnako pastos ir svogūnų. Kepkite 3-4 minutes ant vidutinės ugnies.
- Įpilkite vandens ir vištienos. Troškinkite 20 minučių.
- Sudėkite visus kitus ingredientus ir virkite 20 minučių. Patiekite karštą.

Pipirinė vištiena

4 asmenims

Ingridientai

4 šaukštai rafinuoto augalinio aliejaus

3 dideli svogūnai, smulkiai pjaustyti

6 skiltelės česnako, smulkiai supjaustytos

1kg/2¼lb vištienos, supjaustytos į 12 dalių

3 arbatinius šaukštelius maltos kalendros

2½ šaukštelio šviežiai maltų juodųjų pipirų

½ arbatinio šaukštelio ciberžolės

Druska pagal skonį

250 ml / 8fl oz vandens

1 citrinos sultys

50 g kapotų kalendros lapelių

Metodas

- Puode įkaitinkite aliejų. Sudėkite svogūnus ir česnakus ir pakepinkite ant vidutinės ugnies, kol apskrus.
- Sudėkite vištieną. Kepkite 5 minutes, dažnai maišydami.
- Suberkite maltą kalendrą, pipirus, ciberžolę ir druską. Kepkite 3-4 minutes.
- Supilkite vandenį, gerai išmaišykite ir uždenkite dangčiu. Troškinkite 40 minučių.
- Papuoškite citrinos sultimis ir kalendros lapeliais. Patiekite karštą.

Murgh Bagan-e-Bahar

(keptos vištienos kulšelės)

4 asmenims

Ingridientai

Druska pagal skonį

1½ šaukštelio imbiero pastos

1½ šaukštelio česnako pasta

1 arbatinis šaukštelis garam masala

8 vištienos kojos

30 g smulkiai pjaustytų mėtų lapelių

2 šaukštai džiovintų granatų sėklų

Jogurtas 50g/1¾oz

1 arbatinis šaukštelis maltų juodųjų pipirų

1 citrinos sultys

Pokalbis Masala*pavyzdžiai

Metodas

- Sumaišykite druską, imbiero pastą, česnako pastą ir garam masala. Ant kulšelių padarykite įpjovas ir 1 valandą pamarinuokite šiuo mišiniu.

- Likusius ingredientus sumalkite, išskyrus chaat masala.

- Maltą mišinį sumaišykite su vištiena ir palikite 4 valandoms.

- Vištieną kepkite ant grotelių 30 minučių. Pabarstykite chaat masala. Tarnauti.

Sviesto vištiena

4 asmenims

Ingridientai

1kg/2¼lb vištienos, supjaustytos į 12 dalių

Druska pagal skonį

1 arbatinis šaukštelis ciberžolės

1 citrinos sultys

4 šaukštai sviesto

3 dideli svogūnai, smulkiai pjaustyti

1 arbatinis šaukštelis imbiero pastos

1 arbatinis šaukštelis česnako pasta

1 valgomasis šaukštas maltos kalendros

4 dideli pomidorai, sutrinti

Jogurtas 125 g / 4½ uncijos

Metodas

- Marinuokite vištieną valandą su druska, ciberžole ir citrinos sultimis.

- Puode įkaitinkite sviestą. Suberkite svogūnus ir pakepinkite iki skaidrumo.

- Įpilkite imbiero pastos, česnako pastos ir maltos kalendros. Troškinkite ant vidutinės ugnies 5 minutes.

- Sudėkite marinuotą vištieną. Kepkite 5 minutes. Sudėkite pomidorų tyrę ir jogurtą. Uždenkite dangčiu ir troškinkite 35 minutes. Patiekite karštą.

Vištienos sukha

(sausa vištiena)

4 asmenims

Ingridientai

2 šaukštai rafinuoto augalinio aliejaus

4 dideli svogūnai, smulkiai pjaustyti

1kg/2¼lb vištienos, supjaustytos į 12 dalių

4 pomidorai, smulkiai pjaustyti

1 arbatinis šaukštelis ciberžolės

2 žalios paprikos, supjaustytos

8 sutrintos česnako skiltelės

2 colių/5 cm imbiero šaknis, tarkuota

2 šaukštai garam masala

2 vištienos sultinio kubeliai

Druska pagal skonį

50 g kapotų kalendros lapelių

Metodas

- Puode įkaitinkite aliejų. Svogūnus pakepinkite ant vidutinės ugnies iki rudos spalvos. Sudėkite likusius ingredientus, išskyrus kalendros lapus.

- Gerai išmaišykite ir virkite ant silpnos ugnies 40 minučių, retkarčiais pamaišydami.

- Papuoškite kalendros lapeliais. Patiekite karštą.

Indijos kepta vištiena

4 asmenims

Ingridientai

1kg/2¼lb vištienos

1 valgomasis šaukštas citrinos sulčių

Druska pagal skonį

2 dideli svogūnai

2,5 cm / 1 colio imbiero šaknis

4 skiltelės česnako

3 gvazdikėliai

3 žalios kardamono ankštys

5 cm / 2 in cinamono

4 šaukštai rafinuoto augalinio aliejaus

200g/7oz džiūvėsėlių

2 obuoliai, susmulkinti

4 kietai virti kiaušiniai, susmulkinti

Metodas

- Marinuokite vištieną su citrinos sultimis ir druska 1 valandą.

- Svogūnus, imbierą, česnaką, skilteles, kardamoną ir cinamoną sutrinkite kartu su pakankamai vandens, kad susidarytų vientisa pasta.

- Puode įkaitinkite aliejų. Sudėkite makaronus ir virkite ant mažos ugnies 7 minutes. Suberkite džiūvėselius, obuolius ir druską. Virkite 3-4 minutes.

- Šiuo mišiniu įdarykite vištieną ir kepkite orkaitėje 230°C (450°F, 8 greitis) 40 minučių. Papuoškite kiaušiniais. Patiekite karštą.

Aštrus skrebulys

4 asmenims

Ingridientai

3 šaukštai rafinuoto augalinio aliejaus

750 g 10 uncijų vištienos dešrelių, supjaustytų

4 žalios paprikos, supjaustytos julienne

1 arbatinis šaukštelis čili miltelių

2 arbatinius šaukštelius maltų kmynų

10 skiltelių česnako, smulkiai pjaustytų

3 pomidorai, supjaustyti ketvirčiais

4 šaukštai šalto vandens

½ arbatinio šaukštelio šviežiai maltų pipirų

Druska pagal skonį

4 kiaušiniai, lengvai paplakti

Metodas

- Puode įkaitinkite aliejų. Sudėkite dešreles ir kepkite ant vidutinės ugnies, kol apskrus. Sudėkite visus kitus ingredientus, išskyrus kiaušinius. Gerai ismaisyti. Virkite ant silpnos ugnies 8–10 minučių.

- Atsargiai įmuškite kiaušinius ir maišykite, kol kiaušiniai išvirs. Patiekite karštą.

Vištienos karis su džiovintais kokosais

4 asmenims

Ingridientai

1kg/2¼lb vištienos, supjaustytos į 12 dalių

Druska pagal skonį

Pusės citrinos sultys

1 didelis svogūnas, susmulkintas

4 šaukštai džiovintų kokosų

1 arbatinis šaukštelis ciberžolės

8 skiltelės česnako

2,5 cm / 1 colio imbiero šaknis

½ arbatinio šaukštelio pankolio sėklų

1 arbatinis šaukštelis garam masala

1 šaukštelis aguonų

4 šaukštai rafinuoto augalinio aliejaus

500 ml / 16fl oz vandens

Metodas

- Marinuokite vištieną su druska ir citrinos sultimis 30 minučių.

- Svogūną ir kokosą pakepinkite 5 minutes.

- Sumaišykite su visais kitais ingredientais, išskyrus aliejų ir vandenį. Sutrinkite su pakankamai vandens iki vientisos masės.

- Puode įkaitinkite aliejų. Sudėkite makaronus ir virkite ant mažos ugnies 7–8 minutes. Įpilkite vištienos ir vandens. Troškinkite 40 minučių. Patiekite karštą.

Viena vištiena

4 asmenims

Ingridientai

1kg/2¼lb vištienos, supjaustytos į 8 dalis

Druska pagal skonį

1 arbatinis šaukštelis čili miltelių

½ arbatinio šaukštelio ciberžolės

3 šaukštai rafinuoto augalinio aliejaus

2 dideli svogūnai, plonais griežinėliais

1 arbatinis šaukštelis imbiero pastos

1 arbatinis šaukštelis česnako pasta

4-5 sveikos raudonosios paprikos, be sėklų

4 nedideli pomidorai, smulkiai pjaustyti

1 valgomasis šaukštas garam masala

250 ml / 8fl oz vandens

Metodas

- Marinuokite vištieną 1 valandą su druska, čili milteliais ir ciberžole.

- Puode įkaitinkite aliejų. Suberkite svogūnus ir kepkite ant vidutinės ugnies, kol paruduos. Įpilkite imbiero pastos ir česnako pastos. Kepkite 1 minutę.

- Sudėkite marinuotą vištieną ir kitus ingredientus. Gerai ismaisyti. Uždenkite dangčiu ir troškinkite 40 minučių. Patiekite karštą.

pietinis vištienos karis

4 asmenims

Ingridientai

1 arbatinis šaukštelis imbiero pastos

1 arbatinis šaukštelis česnako pasta

2 žalios paprikos, smulkiai pjaustytos

1 šaukštelis citrinos sulčių

Druska pagal skonį

1kg/2¼lb vištienos, supjaustytos į 10 dalių

3 šaukštai rafinuoto augalinio aliejaus

2,5 cm cinamono

3 žalios kardamono ankštys

3 gvazdikėliai

1 žvaigždinis anyžius

2 lauro lapai

3 dideli svogūnai, smulkiai pjaustyti

½ arbatinio šaukštelio čili miltelių

½ arbatinio šaukštelio ciberžolės

1 valgomasis šaukštas maltos kalendros

250 ml/8 fl oz kokosų pieno

Dėl žolelių:

½ arbatinio šaukštelio garstyčių sėklų

8 kario lapeliai

3 sveikos džiovintos raudonosios paprikos

Metodas

- Sumaišykite imbiero pasta, česnako pasta, žaliąsias paprikas, citrinos sultis ir druską. Šiuo mišiniu marinuokite vištieną 30 minučių.

- Keptuvėje įkaitinkite pusę aliejaus. Įdėkite cinamono, kardamono, gvazdikėlių, žvaigždanyžių ir lauro lapų. Leiskite jiems spjauti 30 sekundžių.

- Suberkite svogūnus ir kepkite ant vidutinės ugnies, kol paruduos.

- Sudėkite marinuotą vištieną, čili miltelius, ciberžolę ir maltą kalendrą. Gerai išmaišykite ir uždenkite dangčiu. Virkite ant mažos ugnies 20 minučių.

- Įpilkite kokosų pieno. Gerai išmaišykite ir virkite dar 10 minučių, dažnai maišydami. Padėkite į šalį.

- Likusį aliejų įkaitinkite nedidelėje keptuvėje. Sudėkite prieskonių ingredientus. Leiskite jiems spjauti 30 sekundžių.

- Šiuos prieskonius suberkite į vištienos karį. Gerai išmaišykite ir patiekite karštą.

Kokosų pieno vištienos troškinys

4 asmenims

Ingridientai

2 šaukštai rafinuoto augalinio aliejaus

2 svogūnai, supjaustyti į 8 dalis

1 arbatinis šaukštelis imbiero pastos

1 arbatinis šaukštelis česnako pasta

3 žalios paprikos, supjaustytos išilgai

2 šaukštai garam masala

8 vištienos kojos

750 ml/1¼ pintos kokosų pieno

200g/7oz šaldytų daržovių mišinių

Druska pagal skonį

2 arbatiniai šaukšteliai ryžių miltų, ištirpinti 120 ml vandens

Metodas

- Puode įkaitinkite aliejų. Sudėkite svogūnus, imbiero pastą, česnako pastą, žaliąsias paprikas ir garam masala. Kepkite 5 minutes nuolat maišydami.

- Įpilkite blauzdeles ir kokosų pieną. Gerai ismaisyti. Troškinkite 20 minučių.

- Pridėti daržovių ir druskos. Gerai išmaišykite ir virkite 15 minučių.

- Sudėkite ryžių miltų mišinį. Troškinkite 5–10 minučių ir patiekite karštą.

Čandis Tikka

(keptos vištienos gabalėliai aptepti avižiniais dribsniais)

4 asmenims

Ingridientai

1 valgomasis šaukštas citrinos sulčių

1 arbatinis šaukštelis imbiero pastos

1 arbatinis šaukštelis česnako pasta

75 g / 2½ uncijos čederio sūrio

200 g/7 uncijos jogurto

¾ šaukštelio maltų baltųjų pipirų

1 arbatinis šaukštelis juodųjų kmynų sėklų

Druska pagal skonį

4 vištienos filė

1 plaktas kiaušinis

45 g/1½ uncijos valcuotų avižų

Metodas

- Sumaišykite visus ingredientus, išskyrus vištienos krūtinėlę, kiaušinį ir avižinius dribsnius. Šiuo mišiniu marinuokite vištieną 3-4 valandas.

- Marinuotas vištienos krūtinėles pamirkykite kiaušinyje, apibarstykite avižiniais dribsniais ir kepkite ant grotelių valandą, retkarčiais apversdami. Patiekite karštą.

Tandoori vištiena

4 asmenims

Ingridientai

1 valgomasis šaukštas citrinos sulčių

2 arbatiniai šaukšteliai imbiero pastos

2 arbatinius šaukštelius česnako pastos

2 žalios paprikos, smulkiai sutarkuotos

1 valgomasis šaukštas kalendros lapelių, sumaltų

1 arbatinis šaukštelis čili miltelių

1 valgomasis šaukštas garam masala

1 valgomasis šaukštas susmulkintos žalios papajos

½ arbatinio šaukštelio oranžinių maistinių dažų

1½ šaukšto rafinuoto augalinio aliejaus

Druska pagal skonį

1kg/2¼lb visa vištiena

Metodas

- Sumaišykite visus ingredientus, išskyrus vištieną. Vištienoje padarykite įpjovas ir marinuokite šiuo mišiniu 6-8 valandas.

- Kepkite vištieną orkaitėje 200°C (400°F, dujos 6) 40 minučių. Patiekite karštą.

Murgh Lajawab

(Vištiena virta su turtingais indiškais prieskoniais)

4 asmenims

Ingridientai

1 kg/2 vištienos vištienos, supjaustytos į 8 dalis 1 šaukštelis imbiero pastos

1 arbatinis šaukštelis česnako pasta

4 šaukštai ghi

2 arbatiniai šaukšteliai sumaltų aguonų

1 šaukštelis meliono sėklų*, dirvožemis

6 migdolai

3 žalios kardamono ankštys

¼ šaukštelio malto muskato riešuto

1 arbatinis šaukštelis garam masala

Masė 2 vnt

Druska pagal skonį

750 ml / 1¼ pintos pieno

6 sruogos šafrano

Metodas

- Marinuokite vištieną valandą su imbiero ir česnako pasta.

- Keptuvėje įkaitinkite ghi ir kepkite marinuotą vištieną ant vidutinės ugnies 10 minučių.

- Sudėkite visus kitus ingredientus, išskyrus pieną ir šafraną. Gerai išmaišykite, uždenkite dangčiu ir troškinkite 20 minučių.

- Įpilkite pieno ir šafrano ir troškinkite 10 minučių. Patiekite karštą.

Vištiena Lahori

(Vištiena prie šiaurės vakarų sienos)

4 asmenims

Ingridientai

Jogurtas 50g/1¾oz

1 arbatinis šaukštelis imbiero pastos

1 arbatinis šaukštelis česnako pasta

1 arbatinis šaukštelis čili miltelių

½ arbatinio šaukštelio ciberžolės

1kg/2¼lb vištienos, supjaustytos į 12 dalių

4 šaukštai rafinuoto augalinio aliejaus

2 dideli svogūnai, smulkiai pjaustyti

1 arbatinis šaukštelis sezamo sėklų, sumaltų

1 arbatinis šaukštelis sumaltų aguonų

10 anakardžių riešutų, maltų

2 didelės žaliosios paprikos, išskobtos ir smulkiai pjaustytos

500 ml/16 fl oz kokosų pieno

Druska pagal skonį

Metodas

- Sumaišykite jogurtą, imbiero pastą, česnako pastą, čili miltelius ir ciberžolę. Šiuo mišiniu marinuoti vištieną 1 val.

- Puode įkaitinkite aliejų. Svogūnus pakepinkite ant silpnos ugnies iki rudos spalvos.

- Sudėkite marinuotą vištieną. Kepkite 7-8 minutes. Sudėkite visus likusius ingredientus ir virkite 30 minučių, retkarčiais pamaišydami. Patiekite karštą.

Vištienos kepenėlės

4 asmenims

Ingridientai

3 šaukštai rafinuoto augalinio aliejaus

2 dideli svogūnai, plonais griežinėliais

5 skiltelės česnako, smulkiai supjaustytos

8 vištienos kepenėlės

1 arbatinis šaukštelis maltų juodųjų pipirų

1 šaukštelis citrinos sulčių

Druska pagal skonį

Metodas

- Puode įkaitinkite aliejų. Sudėkite svogūnus ir česnakus. Kepkite 3-4 minutes ant vidutinės ugnies.

- Sudėkite visus kitus ingredientus. Kepkite 15–20 minučių, retkarčiais pamaišydami. Patiekite karštą.

Baltijos vištiena

4 asmenims

Ingridientai

4 šaukštai ghi

1 arbatinis šaukštelis ciberžolės

1 valgomasis šaukštas garstyčių sėklų

1 valgomasis šaukštas kmynų sėklų

8 skiltelės česnako, smulkiai supjaustytos

2,5 cm imbiero šaknis, smulkiai supjaustyta

3 nedideli svogūnai, smulkiai pjaustyti

7 žaliosios paprikos

750 g/1 svaras 10 uncijų vištienos krūtinėlė, susmulkinta

1 valgomasis šaukštas maltos kalendros

1 valgomasis šaukštas skystos grietinėlės

1 arbatinis šaukštelis garam masala

Druska pagal skonį

Metodas

- Keptuvėje įkaitinkite ghi. Suberkite ciberžolę, garstyčių sėklas ir kmynų sėklas. Leiskite jiems spjauti 30 sekundžių. Sudėkite česnaką, imbierą, svogūnus ir žaliąsias paprikas ir virkite ant vidutinės ugnies 2–3 minutes.

- Sudėkite visus kitus ingredientus. Virkite ant mažos ugnies 30 minučių, retkarčiais pamaišydami. Patiekite karštą.

Aštri vištiena

4 asmenims

Ingridientai

8 vištienos kojos

2 arbatiniai šaukšteliai žaliojo čili padažo

2 šaukštai rafinuoto augalinio aliejaus

2 dideli svogūnai, plonais griežinėliais

10 skiltelių česnako, smulkiai pjaustytų

Druska pagal skonį

žiupsnelis cukraus

2 arbatinius šaukštelius salyklo acto

Metodas

- Marinuokite vištieną čili padaže 30 minučių.

- Puode įkaitinkite aliejų. Sudėkite svogūnus ir kepkite ant vidutinės ugnies, kol taps skaidrūs.

- Sudėkite česnaką, marinuotą vištieną ir druską. Gerai išmaišykite ir virkite ant silpnos ugnies 30 minučių, retkarčiais pamaišydami.

- Įpilkite cukraus ir acto. Gerai išmaišykite ir patiekite karštą.

Vištiena Dilruba

(vištiena sodriame padaže)

4 asmenims

Ingridientai

5 šaukštai rafinuoto augalinio aliejaus

20 migdolų, maltų

20 anakardžių, maltų

2 nedideli svogūnai, susmulkinti

2 colių/5 cm imbiero šaknis, tarkuota

1kg/2¼lb vištienos, supjaustytos į 8 dalis

200 g/7 uncijos jogurto

240 ml/6 fl uncijos pieno

1 arbatinis šaukštelis garam masala

½ arbatinio šaukštelio ciberžolės

1 arbatinis šaukštelis čili miltelių

Druska pagal skonį

1 žiupsnelis šafrano, išmirkytas 1 valgomajame šaukšte pieno

2 šaukštai kapotų kalendros lapelių

Metodas

- Puode įkaitinkite aliejų. Sudėkite migdolus, anakardžius, svogūnus ir imbierą. Troškinkite ant vidutinės ugnies 3 minutes.

- Sudėkite vištieną ir jogurtą. Gerai išmaišykite ir virkite ant vidutinės ugnies 20 minučių.

- Įpilkite pieno, garam masala, ciberžolės, čili miltelių ir druskos. Gerai ismaisyti. Uždenkite dangčiu ir virkite ant silpnos ugnies 20 minučių.

- Papuoškite šafrano lapeliais ir kalendra. Patiekite karštą.

Kepti vištienos sparneliai

4 asmenims

Ingridientai

šaukštelis ciberžolė

1 arbatinis šaukštelis garam masala

1 šaukštelis chaat masala*

Druska pagal skonį

1 plaktas kiaušinis

Rafinuotas augalinis aliejus kepimui

12 vištienos sparnelių

Metodas

- Sumaišykite ciberžolę, garam masala, chaat masala, druską ir kiaušinį iki vientisos masės.

- Keptuvėje įkaitinkite aliejų. Vištienos sparnelius panardinkite į tešlą ir kepkite ant vidutinės ugnies iki auksinės rudos spalvos.

- Nusausinkite ant virtuvinio popieriaus ir patiekite šiltą.

Murgh Mussalamas

(Įdaryta vištiena)

6 asmenims

Ingridientai

2 šaukštai ghi

2 dideli svogūnai, sutarkuoti

4 juodo kardamono ankštys, sumaltos

1 šaukštelis aguonų

50 g/1¾oz džiovinto kokoso

1 arbatinis šaukštelis mase

1kg/2¼lb vištienos

4-5 šaukštai bezano*

2-3 lauro lapai

6-7 žalios kardamono ankštys

3 arbatiniai šaukšteliai česnako pastos

200 g/7 uncijos jogurto

Druska pagal skonį

Metodas

- Keptuvėje įkaitinkite ½ šaukšto ghi. Sudėkite svogūnus ir kepkite, kol paruduos.

- Sudėkite kardamoną, aguonas, kokosą ir makalą. Kepkite 3 minutes.

- Šiuo mišiniu pripildykite vištieną ir užsiūkite angą. Padėkite į šalį.

- Likusią ghi dalį įkaitinkite keptuvėje. Sudėkite visus kitus ingredientus ir vištieną. Troškinkite pusvalandį, retkarčiais pamaišydami. Patiekite karštą.

Vištienos malonumas

4 asmenims

Ingridientai

4 šaukštai rafinuoto augalinio aliejaus

2 colių/5 cm malto cinamono

1 valgomasis šaukštas kardamono miltelių

8 malti gvazdikėliai

½ arbatinio šaukštelio tarkuoto muskato riešuto

2 dideli svogūnai, susmulkinti

10 sutrintų česnako skiltelių

2,5 cm imbiero šaknis, tarkuota

Druska pagal skonį

1kg/2¼lb vištienos, supjaustytos į 8 dalis

200 g/7 uncijos jogurto

300g/10oz pomidorų pasta

Metodas

- Puode įkaitinkite aliejų. Įpilkite cinamono, kardamono, gvazdikėlių, muskato riešuto, svogūnų, česnako ir imbiero. Troškinkite ant vidutinės ugnies 5 minutes.

- Įpilkite druskos, vištienos, jogurto ir pomidorų pastos. Gerai išmaišykite ir virkite 40 minučių, dažnai maišydami. Patiekite karštą.

Sūdyta vištiena

(vištiena su traškučiais)

4 asmenims

Ingridientai

Druska pagal skonį

1 arbatinis šaukštelis imbiero pastos

1 arbatinis šaukštelis česnako pasta

1kg/2¼lb vištienos, supjaustytos

3 šaukštai rafinuoto augalinio aliejaus

2 dideli svogūnai, smulkiai pjaustyti

1 arbatinis šaukštelis cukraus

4 pomidorai, sutrinti

1 arbatinis šaukštelis ciberžolės

250g/9oz natūralių sūdytų bulvių traškučių

Metodas

- Sumaišykite druską, imbiero pastą ir česnako pastą. Šiuo mišiniu marinuoti vištieną 1 val. Padėkite į šalį.

- Puode įkaitinkite aliejų. Svogūnus pakepinkite ant silpnos ugnies iki rudos spalvos.

- Sudėkite marinuotą vištieną ir cukrų, pomidorų pastą ir ciberžolę. Uždenkite dangčiu ir troškinkite 40 minučių, dažnai maišydami.

- Pabarstykite bulvių traškučiais ir patiekite karštą.

Kepta vištiena Tikka

4 asmenims

Ingridientai

1kg/2¼lb vištienos be kaulų, kapotos

1 litras/1¾ pintos pieno

1 šaukštelis šafrano

8 žalios kardamono ankštys

5 gvazdikėliai

2,5 cm cinamono

2 lauro lapai

250 g / 9 uncijos basmati ryžių

4 šaukšteliai pankolio sėklų

Druska pagal skonį

150 g/5½ uncijos jogurto

Rafinuotas augalinis aliejus kepimui

Metodas

- Vištieną sumaišykite su pienu, šafranu, kardamonu, gvazdikėliais, cinamonu ir lauro lapais. Virkite puode ant mažos ugnies 50 minučių. Padėkite į šalį.

- Ryžius sutrinkite su pankolio sėklomis, druska ir pakankamai vandens, kad susidarytų tirštos masė. Įdėkite šią pastą į jogurtą ir gerai išmaišykite.

- Keptuvėje įkaitinkite aliejų. Vištienos gabalėlius panardinkite į jogurto mišinį ir kepkite ant vidutinės ugnies iki auksinės rudos spalvos. Patiekite karštą.

Vištienos Seekh

4 asmenims

Ingridientai

500 g / 1 svaras 2 uncijos vištienos, susmulkintos

10 skiltelių česnako, susmulkintų

2 colių/5 cm imbiero šaknis, susmulkinta

2 žalios paprikos, smulkiai pjaustytos

½ arbatinio šaukštelio juodųjų kmynų sėklų

Druska pagal skonį

Metodas

- Faršą sumaišykite su visais ingredientais ir užminkykite vientisą tešlą. Padalinkite šį mišinį į 8 lygias dalis.

- Kepkite ir kepkite grilyje 10 minučių.

- Patiekite karštą su mėtų čatniu

Nadanas Kojikari

(Vištiena su pankoliu ir kokosų pienu)

4 asmenims

Ingridientai

½ arbatinio šaukštelio ciberžolės

2 arbatiniai šaukšteliai imbiero pastos

Druska pagal skonį

1kg/2¼lb vištienos, supjaustytos į 8 dalis

1 valgomasis šaukštas kalendros sėklų

3 raudonos paprikos

1 šaukštelis pankolio sėklų

1 šaukštelis garstyčių sėklų

3 dideli svogūnai

3 šaukštai rafinuoto augalinio aliejaus

750 ml/1¼ pintos kokosų pieno

250 ml / 8fl oz vandens

10 kario lapelių

Metodas

- Sumaišykite ciberžolę, imbiero pastą ir druską 1 valandą. Šiuo mišiniu marinuoti vištieną 1 val.

- Kalendrų sėklas, raudonąsias paprikas, pankolio sėklas ir garstyčių sėklas paskrudinkite sausai. Sumaišykite su svogūnais ir sutrinkite iki vientisos masės.

- Puode įkaitinkite aliejų. Sudėkite svogūnų tyrę ir virkite ant mažos ugnies 7 minutes. Supilkite marinuotą vištieną, kokosų pieną ir vandenį. Troškinkite 40 minučių. Patiekite papuoštą kario lapeliais.

Mamos vištiena

4 asmenims

Ingridientai

3 šaukštai rafinuoto augalinio aliejaus

5 cm / 2 in cinamono

2 žalios kardamono ankštys

4 gvazdikėliai

4 dideli svogūnai, smulkiai pjaustyti

2,5 cm imbiero šaknis, tarkuota

8 sutrintos česnako skiltelės

3 dideli pomidorai, smulkiai pjaustyti

2 arbatinius šaukštelius maltos kalendros

1 arbatinis šaukštelis ciberžolės

Druska pagal skonį

1kg/2¼lb vištienos, supjaustytos į 12 dalių

500 ml / 16fl oz vandens

Metodas

- Puode įkaitinkite aliejų. Pridėti cinamono, kardamono ir gvazdikėlių. Leiskite jiems spjauti 15 sekundžių.
- Sudėkite svogūnus, imbierą ir česnaką. Kepkite 2 minutes ant vidutinės ugnies.
- Sudėkite likusius ingredientus, išskyrus vandenį. Kepkite 5 minutes.
- Supilkite vandenį. Gerai išmaišykite ir troškinkite 40 minučių. Patiekite karštą.

Methi Kip

(Vištiena virta su ožragės lapais)

4 asmenims

Ingridientai

1 arbatinis šaukštelis imbiero pastos

2 arbatinius šaukštelius česnako pastos

2 arbatinius šaukštelius maltos kalendros

½ šaukštelio maltų gvazdikėlių

1 citrinos sultys

1kg/2¼lb vištienos, supjaustytos į 8 dalis

4 arbatinius šaukštelius sviesto

1 šaukštelis sauso imbiero miltelių

2 šaukštai džiovintų ožragės lapų

50 g kapotų kalendros lapelių

10 g/¼ uncijos mėtų lapelių, smulkiai pjaustytų

Druska pagal skonį

Metodas

- Sumaišykite imbiero pastą, česnako pastą, maltą kalendrą, skilteles ir pusę citrinos sulčių. Šiuo mišiniu marinuoti vištieną 2 valandas.
- Kepkite 200°C (400°F, dujos 6) 50 minučių. Padėkite į šalį.
- Puode įkaitinkite sviestą. Sudėkite keptą vištieną ir visus kitus ingredientus. Gerai ismaisyti. Virkite 5–6 minutes ir patiekite karštą.

Aštrios vištienos kulšelės

4 asmenims

Ingridientai

8-10 vištienos kulšelių, subadytų šakute

2 kiaušiniai, sumušti

100 g/3½ uncijos manų kruopų

Rafinuotas augalinis aliejus kepimui

Prieskonių mišiniui:

6 raudonos paprikos

6 skiltelės česnako

2,5 cm / 1 colio imbiero šaknis

1 valgomasis šaukštas kapotų kalendros lapelių

6 gvazdikėliai

15 juodųjų pipirų

Druska pagal skonį

4 šaukštai salyklo acto

Metodas

- Prieskonių mišinio ingredientus sutrinkite iki vientisos masės. Su šia pasta valandėlę pamarinuokite blauzdeles.
- Keptuvėje įkaitinkite aliejų. Blauzdeles pamirkykite kiaušinyje, apvoliokite manų kruopose ir kepkite ant vidutinės ugnies iki auksinės rudos spalvos. Patiekite karštą.

Dieterio vištienos karis

4 asmenims

Ingridientai

1 arbatinis šaukštelis imbiero pastos

1 arbatinis šaukštelis česnako pasta

200 g/7 uncijos jogurto

1 arbatinis šaukštelis čili miltelių

½ arbatinio šaukštelio ciberžolės

2 pomidorai, smulkiai pjaustyti

1 šaukštelis maltos kalendros

1 arbatinis šaukštelis maltų kmynų

1 arbatinis šaukštelis džiovintų ožragės lapų, susmulkintų

2 arbatiniai šaukšteliai garam masala

1 arbatinis šaukštelis mangų marinato

Druska pagal skonį

750 g/1 svaras 10 uncijų vištienos, susmulkintos

Metodas

- Sumaišykite visus ingredientus, išskyrus vištieną. Šiuo mišiniu marinuoti vištieną 3 valandas.
- Virkite mišinį moliniame puode ar puode ant mažos ugnies 40 minučių. Jei reikia, įpilkite vandens. Patiekite karštą.

dangiška vištiena

4 asmenims

Ingridientai

4 šaukštai rafinuoto augalinio aliejaus

1kg/2¼lb vištienos, supjaustytos į 8 dalis

Druska pagal skonį

1 šaukštelis pipirų

1 arbatinis šaukštelis ciberžolės

6 svogūnai, smulkiai pjaustyti

250 ml / 8fl oz vandens

Prieskonių mišiniui:

1½ šaukštelio imbiero pastos

1½ šaukštelio česnako pasta

3 žalios paprikos, išskobtos ir supjaustytos griežinėliais

2 žalios paprikos

½ šviežio kokoso, tarkuoto

2 pomidorai, smulkiai pjaustyti

Metodas

- Prieskonių mišinio ingredientus sutrinkite iki vientisos masės.
- Puode įkaitinkite aliejų. Sudėkite makaronus ir virkite ant mažos ugnies 7 minutes. Sudėkite likusius ingredientus, išskyrus vandenį. Kepkite 5 minutes. Įpilkite vandens. Gerai išmaišykite ir troškinkite 40 minučių. Patiekite karštą.

Vištiena Rizala

4 asmenims

Ingridientai

6 šaukštai rafinuoto augalinio aliejaus

2 dideli svogūnai, supjaustyti išilgai

1 arbatinis šaukštelis imbiero pastos

1 arbatinis šaukštelis česnako pasta

2 šaukštai aguonų, sumaltų

1 valgomasis šaukštas maltos kalendros

2 didelės žaliosios paprikos, supjaustytos julienne

360 ml / 12 fl oz vandens

1kg/2¼lb vištienos, supjaustytos į 8 dalis

6 žalios kardamono ankštys

5 gvazdikėliai

200 g/7 uncijos jogurto

1 arbatinis šaukštelis garam masala

1 citrinos sultys

Druska pagal skonį

Metodas

- Puode įkaitinkite aliejų. Sudėkite svogūnus, imbiero pastą, česnako pastą, aguonas ir maltą kalendrą. Kepkite 2 minutes ant silpnos ugnies.
- Sudėkite visus kitus ingredientus ir gerai išmaišykite. Uždenkite dangčiu ir troškinkite 40 minučių, retkarčiais pamaišydami. Patiekite karštą.

Nustebink Kipą

4 asmenims

Ingridientai

150 g/5½ uncijos kalendros lapelių, susmulkintų

10 skiltelių česnako

2,5 cm / 1 colio imbiero šaknis

1 arbatinis šaukštelis garam masala

1 valgomasis šaukštas tamarindo pastos

2 arbatinius šaukštelius kmynų sėklų

1 arbatinis šaukštelis ciberžolės

4 šaukštai vandens

Druska pagal skonį

1kg/2¼lb vištienos, supjaustytos į 8 dalis

Rafinuotas augalinis aliejus kepimui

2 kiaušiniai, sumušti

Metodas

- Visus ingredientus, išskyrus vištieną, aliejų ir kiaušinius, sutrinkite iki vientisos masės. Marinuokite vištieną su šia pasta 2 valandas.
- Keptuvėje įkaitinkite aliejų. Kiekvieną vištienos gabalėlį įmerkite į kiaušinius ir kepkite ant vidutinės ugnies, kol apskrus. Patiekite karštą.

Vištiena su sūriu

4 asmenims

Ingridientai

12 vištienos kojų

4 šaukštai sviesto

1 arbatinis šaukštelis imbiero pastos

1 arbatinis šaukštelis česnako pasta

2 dideli svogūnai, smulkiai pjaustyti

1 arbatinis šaukštelis garam masala

Druska pagal skonį

200 g/7 uncijos jogurto

Dėl marinato:

1 arbatinis šaukštelis imbiero pastos

1 arbatinis šaukštelis česnako pasta

1 valgomasis šaukštas citrinos sulčių

šaukštelis garam masala

4 šaukštai skystos grietinėlės

4 šaukštai čederio sūrio, tarkuoto

Druska pagal skonį

Metodas

- Šakute subadykite blauzdeles per visą. Sumaišykite visus marinato ingredientus. Šiuo mišiniu marinuokite kulšeles 8–10 valandų.
- Puode įkaitinkite sviestą. Įpilkite imbiero pastos ir česnako pastos. Kepkite 1-2 minutes ant vidutinės ugnies. Sudėkite visus kitus ingredientus, išskyrus jogurtą. Kepkite 5 minutes.
- Pridėti blauzdeles ir jogurtą. Troškinkite 40 minučių. Patiekite karštą.

Jautienos Korma

(aštriame padaže virta jautiena)

4 asmenims

Ingridientai

4 šaukštai rafinuoto augalinio aliejaus

2 dideli svogūnai, smulkiai pjaustyti

1½ svaro / 675 g jautienos, supjaustytos 1 colio gabalėliais

360 ml / 12 fl oz vandens

½ arbatinio šaukštelio malto cinamono

120 ml/4fl oz skysto kremo

Jogurtas 125 g / 4½ uncijos

1 arbatinis šaukštelis garam masala

Druska pagal skonį

10 g/¼ uncijos kalendros lapų, smulkiai pjaustytų

Prieskonių mišiniui:

1½ šaukštelio kalendros sėklų

¾ šaukšto kmynų sėklų

3 žalios kardamono ankštys

4 juodųjų pipirų žirneliai

6 gvazdikėliai

2,5 cm / 1 colio imbiero šaknis

10 skiltelių česnako

15 migdolų

Metodas

- Sumaišykite visus prieskonių mišinio ingredientus ir sutrinkite su pakankamai vandens iki vientisos masės. Padėkite į šalį.
- Puode įkaitinkite aliejų. Suberkite svogūnus ir kepkite ant vidutinės ugnies, kol paruduos.
- Įpilkite prieskonių mišinio pastos ir jautienos. Kepkite 2-3 minutes. Įpilkite vandens. Gerai išmaišykite ir troškinkite 45 minutes.
- Įpilkite malto cinamono, grietinėlės, jogurto, garam masala ir druskos. Švelniai maišykite 3-4 minutes.
- Jautienos kormą papuoškite kalendros lapeliais. Patiekite karštą.

Dal Kheema

(Sumaišykite su lęšiais)

4 asmenims

Ingridientai

675 g/1½ svaro ėriena, kapota

1 arbatinis šaukštelis imbiero pastos

1 arbatinis šaukštelis česnako pasta

3 dideli svogūnai, smulkiai pjaustyti

360 ml / 12 fl oz vandens

Druska pagal skonį

600 g / 1 svaras 5 uncijos chana dhal*_30 minučių mirkyti 250 ml/8 fl oz vandens

½ arbatinio šaukštelio tamarindo pastos

60 ml rafinuoto augalinio aliejaus

4 gvazdikėliai

2,5 cm cinamono

2 žalios kardamono ankštys

4 juodųjų pipirų žirneliai

10 g/¼ uncijos kalendros lapų, smulkiai pjaustytų

Prieskonių mišiniui:

2 arbatiniai šaukšteliai kalendros sėklų

3 raudonos paprikos

½ arbatinio šaukštelio ciberžolės

šaukštelis kmynų sėklų

25 g / 1 uncija šviežio kokoso, tarkuoto

1 šaukštelis aguonų

Metodas

- Visus prieskonių mišinio ingredientus paskrudinkite kartu. Šį mišinį sutrinkite su pakankamai vandens iki vientisos masės. Padėkite į šalį.
- Sumaišykite maltą avieną su imbiero pasta, česnako pasta, puse svogūnų, likusiu vandeniu ir druska. Kepkite puode ant vidutinės ugnies 40 minučių.
- Įpilkite chana dhal su vandeniu, kuriame jis buvo mirkomas. Gerai ismaisyti. Troškinkite 10 minučių.
- Įpilkite prieskonių mišinio pastos ir tamarindo pastos. Uždenkite dangčiu ir troškinkite 10 minučių, retkarčiais pamaišydami. Padėkite į šalį.
- Keptuvėje įkaitinkite aliejų. Sudėkite likusius svogūnus ir pakepinkite ant vidutinės ugnies, kol apskrus.
- Įpilkite gvazdikėlių, cinamono, kardamono ir pipirų. Kepame minutę.
- Nukelkite nuo ugnies ir supilkite tiesiai ant maišos-dal mišinio. Švelniai maišykite vieną minutę.
- Dhal kheema papuoškite kalendros lapeliais. Patiekite karštą.

Kiaulienos karis

4 asmenims

Ingridientai

500 g / 1 svaras 2 uncijos kiaulienos, supjaustytos 2,5 cm / 1 colio gabaliukais

1 valgomasis šaukštas salyklo acto

6 kario lapeliai

2,5 cm cinamono

3 gvazdikėliai

500 ml / 16fl oz vandens

Druska pagal skonį

2 didelės bulvės, supjaustytos kubeliais

3 šaukštai rafinuoto augalinio aliejaus

1 arbatinis šaukštelis garam masala

Prieskonių mišiniui:

1 valgomasis šaukštas kalendros sėklų

1 arbatinis šaukštelis kmynų sėklų

6 juodųjų pipirų žirneliai

½ arbatinio šaukštelio ciberžolės

4 raudonos paprikos

2 dideli svogūnai, smulkiai pjaustyti

2,5 cm imbiero šaknis, supjaustyta

10 skiltelių česnako, supjaustytų

½ arbatinio šaukštelio tamarindo pastos

Metodas

- Sumaišykite visus prieskonių mišinio ingredientus. Sutrinkite su pakankamai vandens iki vientisos masės. Padėkite į šalį.
- Sumaišykite kiaulieną su actu, kario lapeliais, cinamonu, gvazdikėliais, vandeniu ir druska. Virkite šį mišinį puode ant vidutinės ugnies 40 minučių.
- Sudėkite bulves. Gerai išmaišykite ir troškinkite 10 minučių. Padėkite į šalį.
- Puode įkaitinkite aliejų. Įpilkite prieskonių mišinio pastos ir virkite ant vidutinės ugnies 3-4 minutes.
- Sudėkite kiaulienos mišinį ir garam masala. Gerai ismaisyti. Uždenkite dangčiu ir troškinkite 10 minučių, retkarčiais pamaišydami.
- Patiekite karštą.

Shikampoor kebabas

(érienos kebabas)

4 asmenims

Ingridientai

3 dideli svogūnai

8 skiltelės česnako

2,5 cm / 1 colio imbiero šaknis

6 džiovintos raudonosios paprikos

4 šaukštai ghi ir dar šiek tiek kepimui

1 arbatinis šaukštelis ciberžolės

1 šaukštelis maltos kalendros

½ arbatinio šaukštelio maltų kmynų

10 migdolų, maltų

10 pistacijų, maltų

1 arbatinis šaukštelis garam masala

Žiupsnelis malto cinamono

1 valgomasis šaukštas maltų gvazdikėlių

1 valgomasis šaukštas malto žalio kardamono

2 šaukštai kokosų pieno

Druska pagal skonį

1 valgomasis šaukštas bezano*

750 g/1 svaras 10 uncijų ėriena, susmulkinta

200g/7oz graikiško jogurto

1 valgomasis šaukštas mėtų lapelių, smulkiai pjaustytų

Metodas

- Sumaišykite svogūnus, česnaką, imbierą ir papriką.
- Šį mišinį sutrinkite su pakankamai vandens iki vientisos masės.
- Keptuvėje įkaitinkite ghi. Įpilkite šios pastos ir kepkite 1-2 minutes ant vidutinės ugnies.
- Suberkite ciberžolę, maltą kalendrą ir maltus kmynus. Kepame minutę.
- Suberkite maltus migdolus, maltas pistacijas, garam masala, maltą cinamoną, maltus gvazdikėlius ir kardamoną. Toliau kepkite 2-3 minutes.
- Įpilkite kokosų pieno ir druskos. Gerai ismaisyti. Maišykite 5 minutes.
- Suberkite bezaną ir smulkiai supjaustykite. Gerai ismaisyti. Troškinkite 30 minučių, retkarčiais pamaišydami. Nukelkite nuo ugnies ir palikite atvėsti 10 minučių.
- Kai maišos mišinys atvės, padalinkite jį į 8 rutuliukus ir suplokite juos į kotletą. Padėkite į šalį.

- Švelniai sutrinkite jogurtą su mėtų lapeliais. Į kiekvieno išploto kotleto centrą dėkite po didelį šaukštą šio mišinio. Uždarykite kaip maišelį, susukite į rutulį ir vėl išlyginkite.
- Keptuvėje įkaitinkite ghi. Sudėkite šnicelius ir kepkite ant vidutinės ugnies iki auksinės rudos spalvos. Patiekite karštą.

specialios avys

4 asmenims

Ingridientai

5 šaukštai ghi

4 dideli svogūnai, supjaustyti

2 pomidorai, supjaustyti

1½ svaro / 675 g avienos, supjaustytos 3,5 cm gabalėliais

1 litras / 1¾ pintos vandens

Druska pagal skonį

Prieskonių mišiniui:

10 skiltelių česnako

3 žalios paprikos

3,5 cm/1½ imbiero šaknyje

4 gvazdikėliai

2,5 cm cinamono

1 valgomasis šaukštas aguonų

1 arbatinis šaukštelis juodųjų kmynų sėklų

1 arbatinis šaukštelis kmynų sėklų

2 žalios kardamono ankštys

2 šaukštai kalendros sėklų

7 pipirų žirneliai

5 džiovintos raudonosios paprikos

1 arbatinis šaukštelis ciberžolės

1 valgomasis šaukštas chana dhal*

25g/maži mėtų lapeliai

25 g / maži kalendros lapai 1 uncija

100 g / 3½ uncijos šviežio kokoso, tarkuoto

Metodas

- Sumaišykite visus prieskonių mišinio ingredientus ir sutrinkite su pakankamai vandens iki vientisos masės. Padėkite į šalį.
- Keptuvėje įkaitinkite ghi. Suberkite svogūnus ir kepkite ant vidutinės ugnies, kol paruduos.
- Įpilkite prieskonių mišinio pastos. Kepkite 3-4 minutes, retkarčiais pamaišydami.
- Sudėkite pomidorus ir avieną. Kepkite 8-10 minučių. Įpilkite vandens ir druskos. Gerai išmaišykite, uždenkite dangčiu ir troškinkite 45 minutes, retkarčiais pamaišydami. Patiekite karštą.

Žali masala kotletai

4 asmenims

Ingridientai

Avienos kotletai 750g/1lb 10oz

Druska pagal skonį

360 ml/12fl oz rafinuotas augalinis aliejus

3 didelės bulvės, supjaustytos

5 cm / 2 in cinamono

2 žalios kardamono ankštys

4 gvazdikėliai

3 pomidorai, smulkiai pjaustyti

šaukštelis ciberžolė

120 ml acto

250 ml / 8fl oz vandens

Prieskonių mišiniui:

3 dideli svogūnai

2,5 cm / 1 colio imbiero šaknis

10-12 skiltelių česnako

šaukštelis kmynų sėklų

6 žalios paprikos, supjaustytos išilgai

1 šaukštelis kalendros sėklų

1 arbatinis šaukštelis kmynų sėklų

50 g smulkiai pjaustytų kalendros lapelių

Metodas
- Valandą avieną marinuoti su druska.
- Sumaišykite visus prieskonių mišinio ingredientus. Sutrinkite su pakankamai vandens iki vientisos masės. Padėkite į šalį.
- Keptuvėje įkaitinkite pusę aliejaus. Sudėkite bulves ir kepkite ant vidutinės ugnies iki auksinės rudos spalvos. Nusausinkite ir rezervuokite.
- Keptuvėje įkaitinkite likusį aliejų. Pridėti cinamono, kardamono ir gvazdikėlių. Leiskite jiems spjauti 20 sekundžių.
- Įpilkite prieskonių mišinio pastos. Kepkite 3-4 minutes ant vidutinės ugnies.
- Sudėkite pomidorus ir ciberžolę. Toliau kepkite 1-2 minutes.
- Įpilkite acto ir marinuotos avienos. Kepkite 6-7 minutes.
- Įpilkite vandens ir gerai išmaišykite. Uždenkite dangčiu ir troškinkite 45 minutes, retkarčiais pamaišydami.
- Sudėkite keptas bulves. Virkite 5 minutes, nuolat maišydami. Patiekite karštą.

Sluoksniuotas kebabas

4 asmenims

Ingridientai

120 ml rafinuoto augalinio aliejaus

100 gramų džiūvėsėlių

Baltam sluoksniui:

450 g ožkos sūrio, nusausinto

1 didelė bulvė, virta

½ arbatinio šaukštelio druskos

½ arbatinio šaukštelio maltų juodųjų pipirų

½ arbatinio šaukštelio čili miltelių

Pusės citrinos sultys

50 g kapotų kalendros lapelių

Žaliam sluoksniui:

200 g / 7 uncijos špinatų

2 šaukštai mung dhal*

1 didelis svogūnas, smulkiai pjaustytas

2,5 cm / 1 colio imbiero šaknis

4 gvazdikėliai

šaukštelis ciberžolė

1 arbatinis šaukštelis garam masala

Druska pagal skonį

250 ml / 8fl oz vandens

2 šaukštai bezano*

Oranžiniam sluoksniui:

1 plaktas kiaušinis

1 didelis svogūnas, smulkiai pjaustytas

1 valgomasis šaukštas citrinos sulčių

¼ šaukštelio oranžinių maistinių dažų

Mėsos sluoksniui:

500 g/1 svaras 2 uncijos mėsos, susmulkintos

150 g/5½ uncijos mung dhal*, mirkyti 1 val

5 cm / 2 colių imbiero šaknis

6 skiltelės česnako

6 gvazdikėliai

1 valgomasis šaukštas maltų kmynų

1 valgomasis šaukštas čili miltelių

10 juodųjų pipirų

600 ml/1 litras vandens

Metodas

- Baltajam sluoksniui skirtus ingredientus sumaišykite ir sutrinkite su trupučiu druskos. Padėkite į šalį.

- Sumaišykite visus žaliajam sluoksniui skirtus ingredientus, išskyrus bezaną. Virkite puode ant mažos ugnies 45 minutes. Sutrinkite su besanu ir atidėkite į šalį.
- Visus apelsinų sluoksniui skirtus ingredientus sumaišykite su trupučiu druskos. Padėkite į šalį.
- Mėsos sluoksniui visus ingredientus sumaišykite su trupučiu druskos ir kepkite puode ant vidutinės ugnies 40 min. Atvėsinkite ir sutrinkite.
- Kiekvieną mišinio sluoksnį padalinkite į 8 dalis. Susukite į rutuliukus ir lengvai susmulkinkite į kotletus. Padėkite po 1 kotletą iš kiekvieno sluoksnio vieną ant kito, kad susidarytumėte aštuonis 4 sluoksnių paplotėlius. Lengvai įspauskite į pailgus iešmelius.
- Keptuvėje įkaitinkite aliejų. Iešmelius apvoliokite džiūvėsėliuose ir kepkite ant vidutinės ugnies iki auksinės rudos spalvos. Patiekite karštą.

Barrah čempionas

(kepti avienos kotletai)

4 asmenims

Ingridientai

1 arbatinis šaukštelis imbiero pastos

1 arbatinis šaukštelis česnako pasta

3 šaukštai salyklo acto

675 g/1½ svaro ėrienos kotletai

400g/14oz graikiško jogurto

1 arbatinis šaukštelis ciberžolės

4 žalios paprikos, smulkiai pjaustytos

½ arbatinio šaukštelio čili miltelių

1 šaukštelis maltos kalendros

1 arbatinis šaukštelis maltų kmynų

1 arbatinis šaukštelis malto cinamono

šaukštelis maltų gvazdikėlių

Druska pagal skonį

1 valgomasis šaukštas chaat masala[*]

Metodas

- Sumaišykite imbiero pastą ir česnako pastą su actu. Šiuo mišiniu marinuokite avieną 2 valandas.
- Sumaišykite visus kitus ingredientus, išskyrus chaat masala. Šiuo mišiniu 4 valandas marinuokite avienos kotletus.
- Supjaustykite kotletus ir kepkite 200°C orkaitėje (400°F, dujos 6) 40 minučių.
- Papuoškite chaat masala ir patiekite karštą.

avienos marinatas

4 asmenims

Ingridientai

10 džiovintų raudonųjų pipirų

10 skiltelių česnako

3,5 cm/1½ imbiero šaknyje

Druska pagal skonį

750 ml / 1¼ pintos vandens

2 šaukštai jogurto

675 g ėrienos, supjaustytos 2,5 cm dydžio gabalėliais

8 fl oz/250 ml rafinuoto augalinio aliejaus

1½ šaukštelio ciberžolės

1 valgomasis šaukštas kalendros sėklų

10 juodųjų pipirų

3 juodojo kardamono ankštys

4 gvazdikėliai

3 lauro lapai

1 šaukštelis tarkuotų mase

šaukštelis tarkuoto muskato riešuto

1 arbatinis šaukštelis kmynų sėklų

½ arbatinio šaukštelio garstyčių sėklų

100 g/3½ uncijos džiovinto kokoso

½ arbatinio šaukštelio asafoetida

1 citrinos sultys

Metodas

- Sumaišykite raudonąsias paprikas, česnaką, imbierą ir druską. Sutrinkite su pakankamai vandens iki vientisos masės.
- Sumaišykite šią pastą su jogurtu. Šiuo mišiniu mėsą marinuoti 1 val.
- Keptuvėje įkaitinkite pusę aliejaus. Įpilkite ciberžolės, kalendros sėklų, pipirų žirnelių, kardamono, gvazdikėlių, lauro lapų, mase, muskato riešuto, kmynų sėklų, garstyčių sėklų ir kokoso. Kepkite 2-3 minutes ant vidutinės ugnies.
- Sutrinkite mišinį su pakankamai vandens iki tirštos pastos.
- Į keptuvę supilkite likusį aliejų. Pridėti asafoetidą. Leiskite virti 10 sekundžių.

- Įpilkite maltos ciberžolės kalendros sėklų pastos. Kepkite 3-4 minutes ant vidutinės ugnies.
- Sudėkite marinuotą avieną ir likusį vandenį. Gerai ismaisyti. Uždenkite dangčiu ir troškinkite 45 minutes. Knyga šauni.
- Įpilkite citrinos sulčių ir gerai išmaišykite. Avienos sūrymą laikykite sandariame inde.

Goa avienos karis

4 asmenims

Ingridientai

240 ml rafinuoto augalinio aliejaus

4 dideli svogūnai, smulkiai pjaustyti

1 arbatinis šaukštelis ciberžolės

4 pomidorai, sutrinti

675 g ėrienos, supjaustytos 2,5 cm dydžio gabalėliais

4 didelės bulvės, supjaustytos kubeliais

600 ml kokosų pieno

120 ml vandens

Druska pagal skonį

Prieskonių mišiniui:

4 žalios kardamono ankštys

5 cm / 2 in cinamono

6 juodųjų pipirų žirneliai

1 arbatinis šaukštelis kmynų sėklų

2 gvazdikėliai

6 raudonos paprikos

1 žvaigždinis anyžius

50 g smulkiai pjaustytų kalendros lapelių

3 žalios paprikos

1 arbatinis šaukštelis imbiero pastos

1 arbatinis šaukštelis česnako pasta

Metodas

- Norėdami paruošti prieskonių mišinį, paskrudinkite kardamoną, cinamoną, pipirų žirnelius, kmynų sėklas, gvazdikėlius, raudonąsias paprikas ir žvaigždinį anyžių 3–4 minutes.
- Šį mišinį sutrinkite su kitais prieskonių mišinio ingredientais ir pakankamai vandens iki vientisos masės. Padėkite į šalį.
- Puode įkaitinkite aliejų. Sudėkite svogūnus ir kepkite ant vidutinės ugnies, kol taps skaidrūs.
- Sudėkite ciberžolę ir pomidorų pastą. Kepkite 2 minutes.
- Įpilkite prieskonių mišinio pastos. Toliau kepkite 4-5 minutes.
- Pridėti avieną ir bulves. Kepkite 5–6 minutes.
- Įpilkite kokosų pieno, vandens ir druskos. Gerai ismaisyti. Uždenkite dangčiu ir virkite mišinį ant silpnos ugnies 45 minutes, retkarčiais pamaišydami. Patiekite karštą.

Bagara mėsa

(Mėsa virta sodriame indiškame padaže)

4 asmenims

Ingridientai

120 ml rafinuoto augalinio aliejaus

3 raudonos paprikos

1 arbatinis šaukštelis kmynų sėklų

10 kario lapelių

2 dideli svogūnai

½ arbatinio šaukštelio ciberžolės

1 arbatinis šaukštelis čili miltelių

1 šaukštelis maltos kalendros

1 arbatinis šaukštelis tamarindo pastos

1 arbatinis šaukštelis garam masala

500 g / 1 svaras 2 uncijos avienos, supjaustytos kubeliais

Druska pagal skonį

500 ml / 16fl oz vandens

Prieskonių mišiniui:

2 šaukštai sezamo sėklų

2 šaukštai šviežių kokosų, tarkuotų

2 šaukštai žemės riešutų

2,5 cm / 1 colio imbiero šaknis

8 skiltelės česnako

Metodas

- Sumaišykite prieskonių mišinio ingredientus. Šį mišinį sutrinkite su pakankamai vandens iki vientisos masės. Padėkite į šalį.
- Puode įkaitinkite aliejų. Įdėkite raudonųjų čili pipirų, kmynų sėklų ir kario lapelių. Leiskite jiems spjauti 15 sekundžių.
- Sudėkite svogūnus ir prieskonių mišinio pastą. Troškinkite ant vidutinės ugnies 4–5 minutes.
- Sudėkite likusius ingredientus, išskyrus vandenį. Kepkite 5–6 minutes.
- Įpilkite vandens. Gerai ismaisyti. Uždenkite dangčiu ir troškinkite 45 minutes. Patiekite karštą.

Kepenys kokosų piene

4 asmenims

Ingridientai

750 g/1 svaras 10 uncijų kepenėlės, supjaustytos 2,5 cm/1 colio gabaliukais

½ arbatinio šaukštelio ciberžolės

Druska pagal skonį

500 ml / 16fl oz vandens

5 šaukštai rafinuoto augalinio aliejaus

3 dideli svogūnai, smulkiai pjaustyti

1 valgomasis šaukštas imbiero, smulkiai supjaustyto

1 valgomasis šaukštas česnako skiltelės, smulkiai pjaustytos

6 žalios paprikos, supjaustytos išilgai

3 didelės bulvės, supjaustytos 1 colio / 2,5 cm gabalėliais

1 valgomasis šaukštas salyklo acto

500 ml/16 fl oz kokosų pieno

Prieskonių mišiniui:

3 džiovintos raudonosios paprikos

2,5 cm cinamono

4 žalios kardamono ankštys

1 arbatinis šaukštelis kmynų sėklų

8 juodųjų pipirų

Metodas

- Sumaišykite kepenis su ciberžole, druska ir vandeniu. Kepkite puode ant vidutinės ugnies 40 minučių. Padėkite į šalį.
- Sumaišykite visus prieskonių mišinio ingredientus ir sutrinkite su pakankamai vandens iki vientisos masės. Padėkite į šalį.
- Puode įkaitinkite aliejų. Sudėkite svogūnus ir kepkite ant vidutinės ugnies, kol taps skaidrūs.
- Sudėkite imbierą, česnaką ir žaliąsias paprikas. Kepkite 2 minutes.
- Įpilkite prieskonių mišinio pastos. Toliau kepkite 1-2 minutes.
- Įpilkite kepenų mišinio, bulvių, acto ir kokosų pieno. Gerai išmaišykite 2 minutes. Uždenkite dangčiu ir troškinkite 15 minučių, retkarčiais pamaišydami. Patiekite karštą.

Avienos Masala su jogurtu

4 asmenims

Ingridientai

200 g/7 uncijos jogurto

Druska pagal skonį

675 g ėrienos, supjaustytos 2,5 cm dydžio gabalėliais

4 šaukštai rafinuoto augalinio aliejaus

3 dideli svogūnai, smulkiai pjaustyti

3 morkos, supjaustytos kubeliais

3 pomidorai, smulkiai pjaustyti

120 ml vandens

Prieskonių mišiniui:

25 g/maži kalendros lapeliai, smulkiai pjaustyti

šaukštelis ciberžolė

2,5 cm / 1 colio imbiero šaknis

2 žalios paprikos

8 skiltelės česnako

4 kardamono ankštys

4 gvazdikėliai

5 cm / 2 in cinamono

3 kario lapeliai

šaukštelis ciberžolė

2 arbatinius šaukštelius maltos kalendros

1 arbatinis šaukštelis čili miltelių

½ arbatinio šaukštelio tamarindo pastos

Metodas

- Sumaišykite visus prieskonių mišinio ingredientus. Sutrinkite su pakankamai vandens iki vientisos masės.
- Kruopščiai sumaišykite tešlą su jogurtu ir druska. Šiuo mišiniu érieną marinuokite 1 valandą.
- Puode įkaitinkite aliejų. Sudėkite svogūnus ir kepkite ant vidutinės ugnies, kol taps skaidrūs.
- Sudėkite morkas ir pomidorus ir virkite 3-4 minutes.
- Įpilkite marinuotos avienos ir vandens. Gerai ismaisyti. Uždenkite dangčiu ir troškinkite 45 minutes, retkarčiais pamaišydami. Patiekite karštą.

Korma į Khada Masala

(Aštri aviena tirštame padaže)

4 asmenims

Ingridientai

75 g / 2½ uncijos ghi

3 juodojo kardamono ankštys

6 gvazdikėliai

2 lauro lapai

½ arbatinio šaukštelio kmynų sėklų

2 dideli svogūnai, susmulkinti

3 džiovintos raudonosios paprikos

2,5 cm imbiero šaknis, smulkiai supjaustyta

20 skiltelių česnako

5 žalios paprikos, supjaustytos išilgai

675 g/1½ svaro avienos, supjaustytos kubeliais

½ arbatinio šaukštelio čili miltelių

2 arbatinius šaukštelius maltos kalendros

6-8 askaloniniai česnakai, nulupti

200g/7oz konservuotų žirnelių

750 ml / 1¼ fl uncijos vandens

Žiupsnelis šafrano, ištirpintas 2 šaukštuose šilto vandens

Druska pagal skonį

1 šaukštelis citrinos sulčių

200 g/7 uncijos jogurto

1 valgomasis šaukštas kalendros lapų, smulkiai pjaustytų

4 kietai virti kiaušiniai, perpjauti per pusę

Metodas

- Keptuvėje įkaitinkite ghi. Suberkite kardamoną, gvazdikėlius, lauro lapus ir kmynų sėklas. Leiskite jiems spjauti 30 sekundžių.
- Suberkite svogūnus ir kepkite ant vidutinės ugnies, kol paruduos.
- Įpilkite sausų raudonųjų čili pipirų, imbiero, česnako ir žaliosios paprikos. Kepame minutę.
- Pridėti avis. Kepkite 5–6 minutes.
- Suberkite čili miltelius, maltą kalendrą, askaloninius česnakus ir žirnelius. Toliau kepkite 3-4 minutes.
- Įpilkite vandens, šafrano mišinio, druskos ir citrinos sulčių. Švelniai maišykite 2-3 minutes. Uždenkite dangčiu ir troškinkite 20 minučių.
- Atidarykite keptuvę ir supilkite jogurtą. Gerai ismaisyti. Dar kartą uždenkite ir troškinkite 20-25 minutes, retkarčiais pamaišydami.
- Papuoškite kalendros lapeliais ir kiaušiniais. Patiekite karštą.

211

Avienos ir inkstų karis

4 asmenims

Ingridientai

5 šaukštai rafinuoto augalinio aliejaus ir papildomai kepimui

4 didelės bulvės, supjaustytos ilgomis juostelėmis

3 dideli svogūnai, smulkiai pjaustyti

3 dideli pomidorai, smulkiai pjaustyti

šaukštelis ciberžolė

1 arbatinis šaukštelis čili miltelių

2 arbatinius šaukštelius maltos kalendros

1 arbatinis šaukštelis maltų kmynų

25 stambiai pjaustytų anakardžių riešutų

4 inkstai, supjaustyti kubeliais

500 g/1 svaras 2 uncijų avienos, supjaustytos 5 cm/2 colių gabalėliais

1 citrinos sultys

1 arbatinis šaukštelis maltų juodųjų pipirų

Druska pagal skonį

500 ml / 16fl oz vandens

4 kietai virti kiaušiniai, supjaustyti ketvirčiais

10 g/¼ uncijos kalendros lapų, smulkiai pjaustytų

Prieskonių mišiniui:

1½ šaukštelio imbiero pastos

1½ šaukštelio česnako pasta

4-5 žalios paprikos

4 kardamono ankštys

6 gvazdikėliai

1 arbatinis šaukštelis juodųjų kmynų

1½ šaukštelio salyklo acto

Metodas

- Sumaišykite visus prieskonių mišinio ingredientus ir sutrinkite su pakankamai vandens iki vientisos masės. Padėkite į šalį.
- Keptuvėje įkaitinkite aliejų. Sudėkite bulves ir virkite ant vidutinės ugnies 3-4 minutes. Nusausinkite ir rezervuokite.
- Keptuvėje įkaitinkite 5 šaukštus aliejaus. Sudėkite svogūnus ir kepkite ant vidutinės ugnies, kol taps skaidrūs.
- Įpilkite prieskonių mišinio pastos. Kepkite 2-3 minutes, dažnai maišydami.
- Sudėkite pomidorus, ciberžolę, čili miltelius, maltą kalendrą ir maltus kmynus. Toliau kepkite 2-3 minutes.

- Sudėkite anakardžius, inkstus ir ėrieną. Kepkite 6-7 minutes.
- Įpilkite citrinos sulčių, pipirų, druskos ir vandens. Gerai ismaisyti. Uždenkite dangčiu ir troškinkite 45 minutes, retkarčiais pamaišydami.
- Papuoškite kiaušiniais ir kalendros lapeliais. Patiekite karštą.

Goshtas Gulfamas

(Avis su ožkos sūriu)

4 asmenims

Ingridientai

675 g/1½ svaro aviena be kaulų

300 g ožkos sūrio, nusausinto

200 g / 7 uncijos khoya*

150 g/5½ uncijos sumaišytų džiovintų vaisių, smulkiai pjaustytų

6 žalios paprikos, smulkiai pjaustytos

25 g/maži kalendros lapeliai, smulkiai pjaustyti

2 virti kiaušiniai

Padažui:

¾ šaukšto rafinuoto augalinio aliejaus

3 dideli svogūnai, smulkiai pjaustyti

2 colių/5 cm imbiero šaknis, smulkiai pjaustytas

10 skiltelių česnako, smulkiai pjaustytų

3 pomidorai, smulkiai pjaustyti

1 arbatinis šaukštelis čili miltelių

120 ml avienos sultinio

Druska pagal skonį

Metodas

- Avieną išlyginkite, kol ji taps panaši į kepsnį.
- Sumaišykite ožkos sūrį, khoya, džiovintus vaisius, žaliąsias paprikas ir kalendros lapus. Sumaišykite šį mišinį į minkštą tešlą.
- Tešlą paskirstykite ant išlygintų avių, o į vidurį įmuškite kiaušinius.
- Tvirtai susukite avis, kad viduje liktų tešla ir kiaušiniai. Suvyniokite į foliją ir kepkite 180°C (350°F, dujų žyma 4) 1 valandą. Padėkite į šalį.
- Keptuvėje įkaitinkite aliejų, kad paruoštumėte padažą. Sudėkite svogūnus ir kepkite ant vidutinės ugnies, kol taps skaidrūs.
- Pridėti imbierą ir česnaką. Kepame minutę.
- Sudėkite pomidorus ir čili miltelius. Kepkite dar 2 minutes, dažnai maišydami.
- Įpilkite sultinio ir druskos. Gerai ismaisyti. Troškinkite 10 minučių, retkarčiais pamaišydami. Padėkite į šalį.
- Iškeptą mėsos vyniotinį supjaustykite griežinėliais ir išdėliokite griežinėlius ant serviravimo lėkštės. Supilkite padažą ir patiekite karštą.

www.ingramcontent.com/pod-product-compliance
Lightning Source LLC
Chambersburg PA
CBHW050345120526
44590CB00015B/1571